Multidisciplinary Management of Prostate Cancer

前列腺癌的多学科治疗

温琴佐·真蒂莱

编　著　〔意〕瓦莱里娅·帕内比安科

亚历山德罗·夏拉

主　译　王海涛　牛远杰

U0339304

天津出版传媒集团

天津科技翻译出版有限公司

著作权合同登记号：图字：02-2015-85

图书在版编目（CIP）数据

前列腺癌的多学科治疗/（意）温琴佐·真蒂莱
（Vincenzo Gentile），（意）瓦莱里娅·帕内比安科
（Valeria Panebianco），（意）亚历山德罗·夏拉
（Alessandro Sciarra）编著；王海涛，牛远杰主译. —
天津：天津科技翻译出版有限公司，2018.4
　　书名原文：Multidisciplinary Management of
Prostate Cancer
　　ISBN 978-7-5433-3720-6

　Ⅰ.①前⋯　Ⅱ.①温⋯　②瓦⋯　③亚⋯　④王⋯　⑤牛
⋯　Ⅲ.①前列腺疾病-癌-诊疗　Ⅳ.①R737.25

　　中国版本图书馆 CIP 数据核字（2017）第 149980 号

Translation from English language edition：
Multidisciplinary Management of Prostate Cancer
Vincenzo Gentile，Valeria Panebianco and Alessandro Sciarra（Eds.）
Copyright ⓒ 2014 Springer International Publishing Switzerland
Springer International Publishing is a part of Springer Science + Business Media
All Rights Reserved

授权单位：Springer-Verlag GmbH
出　　版：天津科技翻译出版有限公司
出 版 人：刘 庆
地　　址：天津市南开区白堤路 244 号
邮政编码：300192
电　　话：(022)87894896
传　　真：(022)87895650
网　　址：www.tsttpc.com
印　　刷：天津市银博印刷集团有限公司
发　　行：全国新华书店
版本记录：890×1240　32 开本　6 印张　200 千字
　　　　　2018 年 4 月第 1 版　2018 年 4 月第 1 次印刷
　　　　　定价：58.00 元

　（如发现印装问题，可与出版社调换）

译者名单

主　译

王海涛　　天津医科大学第二医院
牛远杰　　天津医科大学第二医院

译　者（按汉语拼音顺序排序）

陈艳芳　　天津医科大学第二医院
李绪斌　　天津医科大学肿瘤医院
侯海玲　　天津医科大学肿瘤医院
王　一　　天津医科大学第二医院
王丽丽　　天津医科大学第二医院
肖博翰　　天津医科大学肿瘤医院
杨　博　　天津医科大学肿瘤医院
杨　庆　　天津医科大学肿瘤医院
张　姣　　天津医科大学肿瘤医院
赵路军　　天津医科大学肿瘤医院

中文版前言

随着医疗技术的不断进步和人们对实体肿瘤的深入认识,许多恶性肿瘤的治疗模式都发生了巨大的变化,传统医学模式早已经无法满足目前像肿瘤这样复杂疾病的诊疗和预防需求。多学科综合治疗小组已经成为了肿瘤治疗的必由之路。因此,多学科综合治疗(Multidisciplinary Team, MDT)模式出现,并逐渐在各学科发展起来。多学科综合治疗是指临床多学科以团队形式合作,通常是两个以上的相关学科组成固定的工作组,针对某种疾病进行定期、定时的临床讨论会,提出临床治疗方案并对入组患者进行规律的随访。作为一种先进的诊疗模式,多学科综合治疗对医院而言,是现代医学发展的要求;对临床工作人员而言,是专业水平的整体展现,是更高视野的诊疗经验;对患者而言,则意味着最优化的治疗方案。多学科综合治疗模式已经得到了全球范围内医学专家的共识。

前列腺癌作为欧洲老年男性最常见的癌症,近年来,在我国也呈快速上升的发展趋势。对于前列腺癌的治疗方案,选择的难度日益提高,前列腺癌新的诊断和治疗方式层出不穷,包括技术(影像学技术的提高,微创技术的发展)和药物治疗方面。对于许多临床医师来讲,前列腺癌的多学科综合治疗方式就是一份馈赠。多学科综合治疗将各相关科室部门联合起来,加强前列腺癌患者的管理。目前国内尚无系统专业的关于前列腺癌的多学科综合治疗方面的专著。本书的翻译无异于一场及时雨,对于我国前列腺癌诊治方面一定会有很大帮助。

本书从前列腺癌多学科综合治疗原则、意义,多学科协作之间的经验,以及多学科综合治疗如何组建、如何运转等各方面进行了阐述,包括病理科、影像科、泌尿外科、肿瘤内科等各科医师在前列腺癌诊治中的作用和地位及相互关系。实际上,这本书提供了前列腺癌治疗的一个360度的视角。无论是对于从事前列腺癌专业诊治的人员,还是对其感兴趣的读者,这本书都提供了详细且全面的介绍。

王海涛　　牛远杰

序　言

　　以患者为中心的医学模式目前已经与政治议程高度关联,这个概念也反映在个体化药物的应用上。为了给患者提供最佳的个体化治疗,考虑患者本身的情况和指标,从而满足患者的个体化需要。在这个背景之下,患者的多学科综合治疗(Multidisciplinary Team,MDT)值得关注。多学科治疗组包括所有与疾病相关专业的临床医师,这不是一个新的概念,但是多学科综合治疗途径的有效执行近来被多次提及,每个国家之间和不同的病理诊断之间的区别是相当大的。许多卫生保健系统的组织机构,比如卫生保健设施的类型和大小都会影响多学科综合治疗的实行。

　　多学科治疗同时与许多的设备装置有关,主要的影响是在癌症治疗方面,可能是因为这方面获益比较高。本书涵盖了包括怀疑隐匿性前列腺癌及其多学科综合治疗过程的许多方面。前列腺癌在欧洲是老年男性最常见的癌症,随着寿命的延长和人口老龄化,对于专业治疗提出了更高的要求。

　　本书的作者坚信,在多学科综合治疗过程中,诊断和治疗的时间间隔会缩短。此外的益处是对于社会来讲,投入卫生健康方面的时间和金钱都会减少。而且,多学科综合治疗的途径对于患者的治疗方式有明显的影响,减少了内科医师选择治疗方案时的偏见。对于前列腺癌可应用的方案,许多治疗选择的难度日益提高,这将促使"超级专家"的产生,而这只能在多学科综合治疗的途径中才有可能。前列腺癌的治疗是新的诊断和治疗方式层出不穷的领域,包括技术(如影像学技术的提高,微创技术的发展)和药物治疗方面。最引人注目的是在一些章节中,作者提供了他们自己单位在研究中的数据。这份资料包括文献得到了认同,尽管听起来像一份现有数据的评估,当把多学科综合治疗的病例结果和非多学科综合治疗数据比较的时候, 这些结果得到了证实。这个很有力的方法支持了他们的争论,比如,多学科综合治疗的管理将改善癌症患者预后并且使患者积极参与日常活动得到保障,在他旅途中通过卫生保健体系与他的伙伴保持联系。

循证医学为基础的卫生保健规定,即多学科综合治疗途径的基础。本书中提供的数据,与以患者为中心的概念是一致的。拥有一个医学专家在内的完整的治疗团队将为治疗提供最优化的选择,完全考虑了患者个体化需要和个体差异。

实际上,这本书提供了前列腺癌治疗的一个 360 度的视角,甚至为那些对于前列腺癌治疗最感兴趣的专业人员和组织事项方面需要略知一二的读者提供了全面的更新。对于许多临床医师来讲,前列腺癌的多学科综合治疗的方式就是一份馈赠,我们很高兴地看到现有数据已经显示了优势。多学科综合治疗将提供各组织结构之间的保障措施,加强前列腺癌患者的管理。我当然要感谢为这项工作提供了这么令人叹服的资料的作者们。

Per-Anders Abrahamsson

目　录

第 1 章

肿瘤治疗的多学科综合治疗原则

1.1 引言

在过去的几年里,肿瘤学变得越来越复杂,如今认可的标准方案是,原有治疗小组的治疗决策要与多学科治疗相结合[1]。潜在有效治疗选择范围的持续、快速扩大也带来了一些治疗难题要与多模式治疗以及什么是最佳治疗计划,如何对患者实施这些计划[2]。现在,我们很有必要讨论一下癌症诊断的不同方法,因为它们决定着癌症的确切分期和治疗方案。这项工作需要多学科医生共同参与,包括外科医生、放射治疗、内科与临床肿瘤学家,组织病理学家,护理专家和姑息治疗医生[3]。

多学科综合治疗小组的定义是:用合作的方法制订治疗计划,综合考虑临床与支持性护理信息,并综合考虑适合该患者的所有可能治疗方案[4]。

20世纪90年代,多学科综合治疗小组(MDT)的概念被正式引入英国的医疗实践中。主要动力源自1995年出版的Calman-Hine报告和随后的推广,确保了所有的癌症患者,不管住在哪里,不管接诊医生是谁,都将平等地接受高级且统一诊治的标准[2]。

Calman-Hine建议医疗组织上要做一些主要的改变,其中包括:治疗与护理小组间要进行更多的合作。这是第一个涵盖如此庞大复杂疾病领域的健康政策,并且促成了其他疾病的国家服务框架[5]。

随后的苏格兰和北爱尔兰也出现了类似的讨论,威尔士还针对癌症服务进行了详细报道。虽然没有提供可靠的数据,但据估计,10 年前在英格兰,只有不到 20% 的癌症患者接受了专家综合治疗小组的治疗;如今,超过80% 的癌症患者接受了此治疗[6]。

Calman-Hine 报告的七项原则为:

- 在社区或医院接受统一的高质量护理;
- 早期识别癌症并提供国家筛查方案;
- 给所有各期的患者提供明确的信息;
- 以患者为中心进行服务;
- 以初级护理和有效沟通为中心;
- 心理方面的护理非常重要;
- 癌症登记以及对治疗和效果的监测至关重要。

这些原则主要关注患者及其需求,将其置于政策的核心部位,并对癌症患者许多不满意的经历做出回应。第一个原则已被广泛引用,并适用于这项政策对目标的强有力表述。其他原则包括了一些重要问题,如癌症的早期识别,确认国家筛查方案,以初级护理为中心,通过癌症登记对发病率、治疗和结果进行监测[7]。

这项政策最激进且最深远的特征是,它对许多先前制定的英国国民健康保险制度(NHS)临床服务提出了挑战。Calman-Hine 需要在肿瘤专家的支持下,进行一次根本性的转变,从本质上的一般服务模式转变为明确的专家服务模式[8]。

该模式提议,所有的癌症患者都要相应领域的癌症专家进行诊治。这些专家(外科或内科)要与多学科综合治疗小组的同事密切合作。多学科综合治疗小组要由诊断学科医生、手术和非手术肿瘤专家以及护理专家组成。其目的是,将小组成员以及小组整体,都是为所关注癌症类型的专家,共同决定特定患者的治疗方案。因此,该政策要求进行双重转换,即:是患者直接由专家接诊不是由普通医生;接诊以及临床医生单独工作(由他决定是否将患者转诊到同事诊治)都要转换到多学科模式[9]。

MDT 已被许多其他国家广泛接受,例如美国、澳大利亚和欧洲的一些国家。这些国家都开展了类似上面的项目[10-12]。

1.2　多学科综合治疗小组

多学科综合治疗小组(MDT)是指由不同医疗学科专家组成的医疗小组,他们在给定的时间内汇集在一起对特定患者进行讨论,每个人都能对患者的诊断和治疗决策尽一些力。通常,外科医生、放射科医生、肿瘤科医生是这个小组的核心成员。

国家乳腺癌中心已制定了一套多学科治疗的五项原则,为癌症患者进行 MDT 提供了一种灵活的方法。这些原则强调了标准化小组合作、良好沟通、获得全方位可行治疗方案、要坚持治疗标准以及让患者参与治疗决策的重要性[13,14]。

从理论上来讲,MDT 通过将具备所有所需知识、技能和经验的主要专家聚在一起,可以确保有效的协作、最好的治疗质量以及患者治疗的良好持续性。这样 MDT 可以确保高质量的诊断、循证决策、最佳治疗计划的制订以及护理的实施[15]。

具体参与的人员取决于要讨论的肿瘤类型、先前所述的 MDT 目标以及会议讨论的是“诊断还是治疗”。由许多专家参与的多学科决策更有效,而且共同决策比个人意见的总和更准确。MDT 也为许多初级医师和其他专业人士提供了理想的学习机会。不管患者最初就诊是什么原因,他们都要按照相同的指导原则和标准接受诊治。在治疗过程中,为了避免进行不必要或令人后悔的检查,应将 MDT 作为必须检查项目纳入诊断过程[16]。

减少诊断延误的一个措施是,建立诊断评估门诊。这种门诊为疑似癌症患者提供了一个单独就诊区,可在一起进行诊断服务和多学科咨询[17]。

Gagliardi 等人在对评价诊断评估门诊研究的系统回顾中发现,其能减少确诊时间,这既减轻了患者的焦虑,也提高了他们的满意度[18]。

一个成功的 MDT 需要有小组理念、领导能力、动力、沟通能力以及工作业绩。其中,有良好的领导能力是有效开展小组合作的前提,而且 MDT 需要有一个激励小组成员参与成为合作的领导者[19]。优秀领导者要具备如下特征:能与小组成员很好地沟通,并能采用参与式管理的领导风格。这就意味着领导者不仅能够听取不同成员的意见,并将不同的意见在小组内达成一致并做出指导决策,而且还要能在情况改变时做出独立的决定。几个国家的 MDT 通常是由外科医生领导的。然而现已证明,小组成员轮流领导方式既可以减少各种专家之间的矛盾,也可以提高 MDT 的工作效率并且增长小组士气。总而言之,当决策过程明显可见且可参与时,小组的工作将更加成功[20]。

影响治疗决策的因素包括病期、亚健康状况和患者的偏好。事实上,MDT 决策被改变的最常见原因是亚健康状况在讨论时没有被充分考虑[21]。

在 2005 年的一项研究中,Blazeby 等人发现:在布里斯尔美国医疗保健信托的上消化道 MDT 的会议上所做的 15.1% 治疗决策没有实施(95%的可信区间是 11.1%~20.0%)。MDT 决策改变的主要原因是缺乏有关患者意愿或亚健康的信息。只有 8 项决策改变是由于在手术过程中发现了意想不到的转移性疾病。作者得出的结论是:更多的亚健康信息和患者的选择应该在 MDT 做出最佳决策时考虑进来[22]。

每个 MDT 的关键是案例的陈述,所有相关的患者信息应该以最有效且最简洁的方式表述出来。这种陈述可以是口头的,但在陈述之前,如果能得到投射在屏幕上的调查支持就更好了。参加 MDT 的专家们必须确保他们所做贡献具有相关性和简洁性[23]。

患者必须参与决策过程。然而,即便一种单药适合于某患者,但也可能产生相应的偏见。对于不同的专家来说,通过会诊来讨论患者的治疗决策可能会更好一些。Hack 等人的一项研究表明,那些在诊断时积极参与决策的乳腺癌女性患者,在诊断后的 3 年,生活质量总体会高一些[24]。

据悉,最近远程多学科综合治疗小组(vMDT)的建立已经解决了 MDT 的经济和组织问题。事实上,MDT 会议需要直接或间接的开支,而如今的改进确保了患者可以平等地接受高质量的护理。同时,也有证据表明,综合治疗小组合作相比其他模式更为有效。在当前的实践中,反应最多的一个问题是:综合治疗小组成员为了能更好地讨论患者的情况,应该定期见面。

　　vMDT 会议内容包括：谁能或者谁不能成为永久小组的成员、谁能使用共享数据与其他人讨论非同时发生的事情。参与讨论的人员可以是同一个地方的，也可以是全国范围内的。并且他们讨论的疾病范围也不仅仅限于特定解剖部位的肿瘤[25]。

1.3　多学科综合治疗小组的影响

　　多学科综合治疗小组在肿瘤治疗方面的重要性会有所增加。MDT 的目的是通过讨论患者的情况，进而给他们推荐最好的治疗方案。

　　1996 年，英国卫生部门发布了乳腺癌的改进疗法[26]，紧接着又发布了结直肠癌、肺癌、妇科肿瘤以及上消化道肿瘤方面的类似成果[27-30]。

　　MDT 的实现有可能改变治疗决策。在一项研究中，Baldwin 等人报道：手术前进行多学科讨论的乳腺癌女性患者，接受保乳手术的概率明显增加[31]。

　　Forrest 等人对 1997 年以前与 2001 年以后引用 MDT 的两组不宜手术的非小细胞肺癌患者进行比较。2001 年，23%的患者接受化疗；相比之下，1997 年仅有 7%的患者接受此治疗。1997 年，对 117 位确诊患者进行随访，116 人死亡；然而 2001 年，126 位随访患者仅有 116 人死亡。此外，2001 年患者的平均生存期（6.6 个月）比 1997 年（3.2 个月）显著延长[32]。

　　在 2009 年进行的一项有关胰腺腺癌治疗的研究中，Katz 等人表明：329 例原发胰腺腺癌患者，进行了手术切除后，长期生存期有所延长。他们将此结果归因于以下几个方面：患者手术时应用了客观标准，手术技术方面的标准化做法，强调多学科治疗的原则，新辅助疗法治疗次序的频繁使用[33]。

　　2005 年到 2006 年之间大约有 400 例被确诊或疑似卵巢癌的患者。Ganesam 等人在每周一次针对各种适应证的临床病理学会议上提及了 108 例。对这些病例进行分析，75.8%的病例最初被诊断为上皮性卵巢癌。在 91 个患者中，48 个（52%）患者的直接诊断结果在会议讨论中发生了改变；20 个（22%）患者的治疗指征在 MDT 会议后重新修正[34]。

　　Kee 等人在 2004 年的研究中非常重视 MDT 的决策。他们回顾了 221

例肺癌患者，其中 39% 的病例经多学科综合治疗小组讨论后的决策与个别医生推荐的首选方案不同。其中有 50 例，小组讨论并没有改变临床医生首选的治疗方案。62% 的病例，临床医生在小组讨论后同意了小组的治疗决策[35]。

在 2010 年的一项研究中，Grear 等人讨论了 741 例 MDT 的妇科肿瘤患者。526 例进行了病理学检查，27% 的诊断发生了改变；这种差异改变了临床上 74% 的治疗时间安排（占所有病例的 20%）。215 例进行放射学检查，89% 的病例被证实为复发或持续进展的疾病；对 74% 的恶性疾病的发病时间进行了确认[36]。

Gatcliff 等人在 2008 年讨论了 153 例患者，有 53 例发生了改变。重大变动(n=13)主要源于病理学的重新定义。较小变动(n=40)源于病理、分期、放射学和外科小组的参与[37]。

1998 年的 1 月到 6 月期间，在宾夕法尼亚州癌症中心，有 77 名妇女在乳腺癌多学科中心咨询时，被检查出乳腺癌。Chang 等人连续观察了其中的 75 例患者。在这些患者中，有 32 例(43%)多学科小组建议的治疗方案和其他医生的方案不同；41 例(55%)两者的意见相同。对于意见出现分歧的 32 例患者，专家所建议的治疗方案是保乳手术，而不是乳房切除术(有 13 例，占 41%)或者乳房再切除术(有 2 例，占 6%)；有 10 例(占 31%)需要进一步讨论，而不是立即制订确切的方案；有 3 例(占 9%)在病理学检查时改变了诊断；有 3 例(占 9%)需要进行乳房切除术后放疗；此外还有 1 例(占 3%)需要进行激素治疗。总之，MDT 使得 43% 的病例在检查时改变了其治疗方案[38]。

1.4　群体决策的法医学意义

西方社会的诉讼越来越多，通过过去 20 年里跨管辖区域诉讼案的增加就可以看出来。考虑到这些因素，法医学不可避免地反对 MDT 的决策。然而，一小部分涉及 MDT 的医疗诉讼案表明：他们的决策过程遵循法医学安全，并且在一定程度上，多学科小组讨论的决策已经成为治疗的标准，临床医生不得不继续通过这种有用的团队来诊治他们的患者[39]。

MDT会议的决策与组内无意识的偏见相关，尽管有时候这些偏见是出于善意考虑的。下面给出一些例子。

● 只有当一种特定的治疗方案比其他方案有显而易见的好处时，许多参与者才容易同意这一方案。

● 在进行个人医疗决策时，人们更多考虑的是由规定治疗造成不良事件的风险，而不是这种决策给该患者带来的任何好处。

● 当我们将多元化非处理治疗策略的任何一项内容考虑为整个策略的一部分时，它们对结果显得更为有用。这种情况与我们对临床疑难病例提出的多级个性化方案是相关的。

考虑这种类型的决策论坛是最近发展起来的，许多参与的医生可能并不知道他们应负的法医责任。医疗过失官司要想取胜，患者必须首先提供医生没有尽到治疗义务的证据。合理治疗的这一职责，在传统的面对面咨询中体现得尤为明显，这就需要人们懂得如何正确处理医患关系[40]。医生与患者接触的方式可以发生改变，比如电话会议或远程邮件咨询，这样可以扩大医患关系建立的方法。最大的危险可能发生在仅进行讨论的门诊，因为大多数医生从来没有见到过他们要讨论的患者本人。尽管如此缺乏个人联系，医生们在会上还要遵照法律做出正确判断并进行合理治疗。当然，他们也有可能提出过失意见，而对患者造成伤害或者损害[41]。

在澳大利亚，患者通常并不知道他们的治疗方案已经在定期举行的MDT会议上进行过形式上的讨论，出席会议的有从未接触过的保健专家。患者们的疾病识别信息已经去除，且他们不需要知道MDT的医疗决策[42]。

我们应该明确规定每一位对多学科综合治疗小组决策有贡献的人的职责。参与讨论的人们应该有一份共同的协议，该协议可作为管理复杂病例、临床干预后续讨论的指导方针[39]（图1.1）。

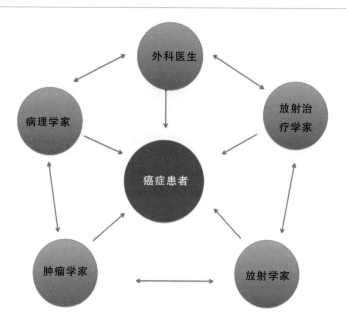

图 1.1   多学科合作模式。(见彩插)

参考文献

1. Gouveia J, Voleman MP, Haward R et al (2008) Improving cancer control in the European Union: conclusions from the Lisbon round-table under the Portuguese EU presidency, 2007. Eur J Cancer 44:1457–1462
2. Haward RA (2003) Using service guidance to shape the delivery of cancer services: experience in the UK. Br J Cancer 89(suppl 1):S12–S14
3. Carter S, Garside P, Black A (2003) Multidisciplinary team working, clinical networks, and chambers; opportunities to work differently in the NHS. Qual Saf Health Care 12(suppl 1): i25–i28
4. Valdagni R, Salvioni R, Nicolai N et al (2005) In regard to Kagan: "The multidisciplinary clinic" (Int J Radiat Oncol Biol Phys 2005;61:967-968). Int J Radiat Oncol Biol Phys 63: 309–310
5. Department of Health (2004) Manual for cancer services 2004. Department of Health, London
6. Goolam-Hossen T, Metcalfe C, Cameron A et al (2011) Waiting times for cancer treatment: the impact of multi-disciplinary team meetings. Behav Inform Technol 30:467–471
7. Haward RA (2006) The Calman–Hine report: a personal retrospective on the UK's first comprehensive policy on cancer services. Lancet Oncol 7:336–346
8. Department of Health (2000) New cancer research co-ordinating centre, Leeds. Press Release, Department of Health, Nov 17, 2000

9. Halm EA, Lee C, Chassin MR (2002) Is volume related to outcome in health care? A systematic review and methodologic critique of the literature. Ann Intern Med 137:511–520
10. Ripathy D (2003) Multidisciplinary care for breast cancer: barriers and solutions. Breast J 9:60–63
11. Zorbas H, Barraclough B, Rainbird K et al (2003) Multidisciplinary care for women with early breast cancer in the Australian context: what does it mean? Med J Aust 179:528–531
12. Mission Interministerielle pour la Lutte contre le Cancer (2003) Cancer: a nation-wide mobilization plan (the French Cancer Plan). Mission Interministerielle pour la Lutte contre le Cancer, Paris (in French)
13. Scholnik AP, Arnold DJ, Gordon DC et al (1986) A new mechanism for physician participation in a tumor board. Prog Clin Biol Res 216:337–343
14. National Breast Cancer Centre (NBCC) (2003) Multidisciplinary care in Australia: a national demonstration project in breast cancer. NBCC, New South Wales, Australia
15. Lamb BW, Brown KF, Nagpal K et al (2011) Quality of care management decisions by multidisciplinary cancer teams: a systematic review. Ann Surg Oncol 18:2116–2125
16. Caplan GA, Williams AJ, Daly B et al (2004) A randomized, controlled trial of comprehensive geriatric assessment and multidisciplinary intervention after discharge of elderly patients in an emergency department- the DEED II study. J Am Geriatr Soc 52(9):1417–1423
17. Bydder S, Hasani A, Broderick C, Semmens J (2010) Lung cancer multidisciplinary team meetings: a survey of participants at a national conference. J Med Imag Radiat Oncol 54: 146–151
18. Gagliardi AR, Wright FC, Davis D (2008) Challenges in multidisciplinary cancer care among general surgeons in Canada. BMC Med Inform Decis Mak 8:59. doi:10.1186/1472-6947-8-59
19. Sidhom M, Poulsen M (2008) Group decisions in oncology: Doctors' perceptions of the legal responsibilities arising from multidisciplinary meetings. J Med Imag Radiat Oncol 52(3): 287–292
20. Haward R, Amir Z, Borrill C et al (2003) Breast cancer teams: the impact of constitution, new cancer workload, and methods of operation on their effectiveness. Br J Cancer 89(1):15–22
21. McCulloch P, Ward J, Tekkis PP (2003) Mortality and morbidity in gastro-oesphageal cancer surgery: initial results of ASCOT multicentre prospective cohort study. Br Med J 327:756–761
22. Blazeby JM, Wilson L, Metcalfe C et al (2006) Analysis of clinical decision-making in multi-disciplinary cancer teams. Ann Oncol 17(3):457–460
23. Ruhstaller T, Roe H et al (2006) The multidisciplinary meeting: an indispensable aid to communication between different specialities. Eur J Cancer 42:2459–2462
24. Hack TF, Degner LF, Watson P et al (2006) Do patients benefit from participating in medical decision making? Longitudinal follow-up of women with breast cancer. Psychooncology 15:9–19
25. Munro AJ, Swartzman S (2013) What is a virtual multidisciplinary team (vMDT)? Br J Cancer 108(12):2433–2441
26. NHS Executive (1996) Improving outcomes in breast cancer: the manual. Department of Health, Leeds
27. NHS Executive (1997) Improving outcomes in colorectal cancer: the manual. Department of Health, Leeds
28. NHS Executive (1998) Improving outcomes in lung cancer: the manual. Department of Health, Leeds
29. NHS Executive (1999) Improving outcomes in gynaelogical cancer: the manual. Department of Health, Leeds
30. NHS Executive (2001) Improving outcomes in upper gastrointestinal cancer: the manual. Department of Health, Leeds

31. Baldwin LM, Taplin SH, Friedman H, Moe R (2004) Access to multidisciplinary cancer care: is it linked to the use of breast-conserving surgery with radiation for early-stage breast carcinoma? Cancer 100:701–709

32. Forrest LM, McMillan DC, McArdle CS, Dunlop DJ (2005) An evaluation of the impact of a multidisciplinary team, in a single centre, on treatment and survival in patients with inoperable non-small-cell lung cancer. Br J Cancer 93(9):977–978

33. Katz MH, Wang H, Fleming JB et al (2009) Long-term survival after multidisciplinary management of resected pancreatic adenocarcinoma. Ann Surg Oncol 16(4):836–847. doi:10.1245/s10434-008-0295-2

34. Ganesan P, Kumar L, Hariprasad R et al (2008) Improving care in ovarian cancer: the role of a clinico-pathological meeting. Natl Med J India 21(5):225–227

35. Kee F, Owen T, Leathem R (2004) Decision making in a multidisciplinary cancer team: does team discussion result in better quality decisions? Med Decis Mak 24:602–613

36. Greer HO, Frederick PJ, Falls NM et al (2010) Impact of a weekly multidisciplinary tumor board conference on the management of women with gynecologic malignancies. Int J Gynecol Cancer 20(8):1321–1325

37. Gatcliffe TA, Coleman RL (2008) Tumor board: more than treatment planning—a 1-year prospective survey. J Cancer Educ 23(4):235–237

38. Chang JH, Vines E, Bertsch H et al (2001) The impact of a multi-disciplinary breast cancer center on recommendations for patient management: the University of Pennsylvania experience. Cancer 91:1231–1237

39. Weiss N (2004) E-mail consultation: clinical, financial, legal, and ethical implications. Surg Neurol 61:455–459

40. Olick RS, Bergus GR (2003) Malpractice liability for informal consultations. Fam Med 35:476–481

41. Kuszler PC (1999) Telemedicine and integrated health care delivery: compounding malpractice liability. Am J Law Med 25:297–326

42. Dix A, Errington M, Nicholson K, Powe R (1996) Laws for the medical profession in Australia, 2nd edn. Butterworth-Heinemann, Melbourne

第 **2** 章

前列腺癌小组：怎么做？为什么？

2.1 前列腺癌小组发展的基础

前列腺癌(PC)是男性遇到的最为重要的健康问题之一。PC 是男性最常见的实体肿瘤(每 1000 个人就有 214 个人发病)，同时也是男性最常见的第二大死亡原因[1]。

前列腺癌(PC)的治疗对于临床医生与患者来说都是一个复杂的问题。要想实现治疗方案选择的平衡与评估的准确，早期诊断是很有必要的，这也能减少产生不良反应的过度治疗的风险[2]。局部 PC 的最佳治疗方案是有争议的，包括积极监测、手术、放疗和局部治疗。对于首次治疗后又进展和晚期的 PC 来说，治疗既需要正确的诊断评估，也需要选择合适的治疗方案，包括放疗、局部治疗、激素治疗、化疗和其他新靶向治疗[3,4]。

国家医疗保健系统的有效组织可能是有助于改善患者预后的工具。

PC 的自然病程是从无症状的器官病变到局部晚期、转移性、激素抵抗疾病。这个过程描述了这种肿瘤的生物学复杂性，也证实了医生专家之间交流合作的必要性。

乳腺癌和前列腺癌分别是女性和男性最常见的恶性肿瘤，并强调了两者之间不同的相似之处。患者咨询多学科综合治疗小组的模式，已经成为乳腺癌治疗的标准疗法[5]。和乳腺癌一样,多学科疗法也可以为 PC 患者提供相同的选择。

在其他疾病的网站,多学科癌症门诊缩短了疾病诊断到开始治疗的时间。同时,完成必需预处理咨询的时间越来越短,需要在治疗开始前到医生办公室咨询的患者也越来越少[6]。相关研究证明,多学科的医生讨论与文献支持的指导方针相关联[7]。在多学科前列腺癌门诊中,最新诊断的患者可以同时和专攻前列腺癌的泌尿外科、放射科和医学肿瘤学方面的专家见面。这种模式的癌症治疗可以给患者提供了解所有治疗方案的机会,同时,人们也能以开放和互动的方式参与主治医师推荐方案的讨论。这样一来,不仅人们共享了决策,而且也减少了医生之间的偏见。以前除了 PC 外,其他部位癌症讨论的优势是非常明显的。最近 10 年 PC 多学科治疗的一些经验也表明了 PC 治疗方面的优势:在 2004 年,Valdagni 等人[8,9]第一次在意大利建立了 MDT,该小组位于米兰的国家肿瘤学院。最近报道了他们在意大利 MDT 前列腺癌 6 年的临床经验。令人感兴趣的是据他们报道,大多数前列腺癌患者属于低风险组,且这一比例从 2006 年的 40%迅速增长到 2009 年的 61%。此外,据报道,高达 80%的患者进行了积极监测。这些数据是非常有趣的,它强调了积极监测,如今作为低级别疾病的合理疗法,通常是提出选择标准化疗法的 MDT 治疗。比如,新的生物标志物 PCA3(前列腺癌抗原 3)和 pro-PSA(前列腺特异性抗原前体)的使用以及新的影像工具,如 mMRI(多参数磁共振)的参与。美国等其他国家的作者也报道过相似的结果。在美国,医疗体系的结构与欧洲并不相同[10]。Aizer 等人调查了在波士顿的 3 个三级癌症治疗中心接受治疗的 701 例低风险的前列腺癌患者,并报道了他们的一些经验[11]。在这项研究中,患者在多学科临床进行的积极监测(43%)是个体医生治疗(22%)时的两倍。然而,进行前列腺癌切除术或放射治疗的患者比例下降约 30%($P<0.001$)。令人感兴趣的是,医生和专家的数目与积极监测的单变量分析密切相关,而与多变量分析无关。这个数据表明,多学科门诊本身,而不仅仅是医生的数目与类型,对共同决策非常重要。通过共同决策,为患者选择积极监测或为他们选择最好的治疗方法 MDT 的这些方面非常重要,因为低风险 PC 患者之前的调查研究已经表

明:专家们更喜欢他们自己可以进行的治疗方法[12,13]。医生治疗前列腺癌的偏见在这样一项研究中得到例证:泌尿科与放射科的肿瘤专家被提问,如果遇到确诊的 PC 患者,他们会怎么做？美国 79%的泌尿外科专家会选择根治性前列腺切除术,而 92%的放射肿瘤专家会选择放疗。与其相似的是,在对这两类专家进行的观察实验中,我们假设了一些 PC 病例,并且根据医生们建议的方案提出了诸多问题。这两类专家都提出了各自的治疗方案,但都高估了其最终疗效[12,13]。更有趣的是,治疗局部晚期癌症的医生之间的偏见更为明显。这类患者在手术前后常需要辅助性的化疗。Heather 等人英国的肿瘤学家与泌尿外科专家进行的一项相关研究表明,20%的泌尿外科医生推荐手术,这一比例是相当高的[14]。这些数据就突显了医生偏见的重要性, 尤其是在 PC 患者面对专家意见与多学科疗法选择时, 能彻底减少 Aizer 在 MDT 研究中的报道偏见[11]。

考虑多学科治疗可以给 PC 患者的治疗带来一些优势,但另一个重要的问题是,患者们如何看待多学科疗法,他们的满意度等级是多少。2012年,Magnani 等人报道了他们参与意大利前列腺多学科临床会诊 6 年的经验[8]。根据他们的经验,为了评估所有患者的满意度,要求患者定期完成 10项满意度问卷调查,包括患者治疗的一些要素:医生转诊服务、等待时间、健康的认知与医疗护理。患者满意度较高,调查者采用了 7 分制(1 分代表"非常不满意",7 分代表"非常满意")。所有测试范围的满意度均在 5 分和7 分之间:尊重别人的隐私,技术/护理的服务、临床治疗、健康信息以及医疗服务。PC 的治疗选择方案很多,但迄今为止也没有证实哪种方案最好,而且医生之间还存在分歧,这就导致了 PC 治疗的复杂。可供的数据表明:癌症患者的多学科治疗模式,在可行的情况下,可能与患者的高满意度相关,而且可能是最大化减少医生分歧的实践模式[11]。

2.2　如何组建前列腺癌小组

考虑到多学科疗法可以给 PC 患者的治疗带来诸多好处(表 2.1),重要的是:如何组建前列腺癌综合治疗小组？

表 2.1 支持前列腺癌综合治疗小组的 10 大理由

1	PC 是一种非常复杂的疾病,涉及诊断以及多学科治疗决策
2	要想获得 PC 病例最优且均衡的信息,需要从单一学科向多学科疗法进行转变
3	乳腺癌有自己的综合治疗小组,同样前列腺癌的综合治疗小组也可以给患者提供最优治疗方案,同时还可以解决 PC 的复杂性问题
4	前列腺癌综合治疗小组可以给患者提供完整的、同步的、明确的、多专业角度的疾病咨询,这就避免了患者去咨询不同科室的医生
5	MDT 可以给患者提供整套的护理,包括疾病的早期诊断、疾病所有阶段的治疗计划、随访、预防以及并发症的处理
6	前列腺癌综合治疗小组的成员一定要是 PC 培训专家,在 PC 领域工作过一段时间的专家,而且在 PC 方面有高水平专业资格的专家
7	前列腺癌综合治疗小组中,MDT 依据病理报告、临床与生化评估以及风险利益评估能更好地提出恰当的治疗方案
8	前列腺癌综合治疗小组拥有或者便于取得各种需求的技术,可以为 PC 患者获得完整、充分和高水平的治疗方案
9	转诊到前列腺癌综合治疗小组治疗的患者,能在各科临床医生共同参与的开放与互动的方式中获得更为平衡的信息,并做出决策
10	转诊到前列腺癌综合治疗小组治疗的患者,更容易采集病史,而且增强了合作,也减少了诊断与治疗的延误

　　优质癌症护理非常复杂,不仅取决于多种治疗方案与方案提出者之间的协调合作,也取决于参与治疗的人们(患者、专家、其他科室专家、初级保健医生、支持服务)之间的技术信息交流与定期的谈话交流[15]。传统的治疗策略始于个人向内科医生或家庭医生的咨询,同时还有相关癌症专家、为了获得特殊治疗方法而转诊到其他专家那里治疗的患者参与。MDT 由不同学科的医疗专家组成,他们通过彼此的合作与交流为患者提供最佳的治疗方案。通常情况下,肿瘤的 MDT 是按疾病部位区分的,比如头颈部、乳腺、胸部或泌尿生殖部。癌症多学科疗法的核心学科有内科肿瘤学、放射肿瘤学、肿瘤外科学、肿瘤部位学、初级保健和护理学[16]。这种类型的组织结构可以确保患者在治疗时和治疗后的告知与指导,从住院情况到出院情况,甚至转诊患者的预防性护理。癌症多学科治疗方案的好处在 PC 患者身上显

得尤为重要,如今有很多可行的 PC 治疗方案,包括手术、放射治疗、激素治疗、局部治疗、积极监测与观察等待[17]。

正如 Valdagni 等人所说的那样, 前列腺癌综合治疗小组是 PC 患者接受 PC 领域专家和多学科综合治疗小组治疗的理想场所[18]。

一项 85 000 多例 PC 患者的 SEER 研究表明,在常规临床治疗中,治疗决策与患者选择关系不大,而与咨询临床医生的专业技能有很大关系[21]。将患者转诊到前列腺癌综合治疗小组中,MDT 进行治疗最大好处是, 能在所有临床医生同时参与,以开放互动的方式,获得折中的信息与决策。在 PC 患者的决策过程中,多学科讨论的方法可以改善患者的疗效。

MDT 方法可以确保 PC 患者能获得有关其疾病及各种可行治疗方案的各种信息,权衡考虑其疗效和相关副作用。

已有的证据表明,接受 MDT 疗法的不同癌症患者临床效果均较好[22,23]。据前列腺癌综合治疗小组诊治的患者所述,这种疗法的首要优点是:容易获取信息,增强了合作,减少了诊断和治疗的延误。因为早期干预在癌症治疗中尤为重要,因此这将使 PC 患者的预后更好[23]。

PC 患者的未来经验丰富的多学科医生之间成功的协作, 这也会使各期和各方面的 PC 治疗取得重大进展(表 2.1)。

建立前列腺癌综合治疗小组可以节省经费, 避免不恰当的治疗程序,给患者提供优质医护,从而改善其预后。PC 是男性面临的最为重要的健康问题之一,以上这些方面与高发病率的 PC 密切相关。

参考文献

1. Heidenreich A, Bellmunt J, Bolla M et al (2011) EAU guidelines on prostate cancer Part I. Eur Urol 59(1):61–71
2. Bellardita L, Donegani S, Spattezzi A, Valdagni R (2011) Multidisciplinary versus one-on-one setting: a qualitative study of clinicians' perceptions of their relationship with patients with prostate cancer. J Oncol Pract 7(1):1–5
3. Gomella L, Lin J, Hoffman-Censis J et al (2010) Enhancing prostate cancer care through the multidisciplinary clinic approach: a 15-year experience. J Oncol Pract 6(6):5–10
4. Van Belle S (2008) How to implement the multidisciplinary approach in prostate cancer management: the Belgian model. BJU Int 101(suppl 2):2–4
5. Montagut C, Albanell J, Bellmunt J (2008) Prostate cancer multidisciplinary approach: a key

to success. Clin Rev Oncol Hematol 68S:32–36

6. Molyneux J (2001) Interprofessional teamworking: what makes teams work well? J Interprof Care 15:29–35
7. Borril C, West M, Shapiro D et al (2000) Team working and effectiveness in health care. Br J Health Care Manage 6:364–371
8. Magnani T, Valdagni R, Salvioni R, Villa S, Bellardita L, Donegani S, Nicolai N, Procopio G, Bedini N, Rancati T, Zaffaroni N (2012) The 6-year attendance of a multidisciplinary prostate cancer clinic in Italy: incidence of management changes. BJU Int 110(7):998–1003
9. Sommers BD, Beard CJ, D'Amico AV et al (2008) Predictors of patients preferences and treatment choices for localized prostate cancer. Cancer 113:2058–2067
10. Stewart SB, Bañez LL, Robertson CN, Freedland SJ, Polascik TJ, Xie D, Koontz BF, Vujaskovic Z, Lee WR, Armstrong AJ, Febbo PG, George DJ, Moul JW (2012) Utilization trends at a multidisciplinary prostate cancer clinic: initial 5-year experience from the Duke Prostate Center. J Urol 187(1):103–108
11. Aizer AA, Paly JJ, Zietman AL, Nguyen PL, Beard CJ, Rao SK, Kaplan ID, Niemierko A, Hirsch MS, Wu CL, Olumi AF, Michaelson MD, D'Amico AV, Efstathiou JA (2012) Multidisciplinary care and pursuit of active surveillance in low-risk prostate cancer. J Clin Oncol 30(25):3071–3076
12. Moore MJ, O'Sullivan B, Tannock IF (1988) How expert physicians would wish to be treated if they had genitourinary cancer. J Clin Oncol 6:1736–1745
13. Fowler FJ Jr, McNaughton Collins M, Albertsen PC, Zietman A, Elliott DB, Barry MJ (2000) Comparison of recommendations by urologists and radiation oncologists for treatment of clinically localized prostate cancer. JAMA 283(24):3217–3222
14. Payne HA, Gillatt DA (2007) Differences and commonalities in the management of locally advanced prostate cancer: results from a survey of oncologists and urologists in the UK. BJU Int 99(3):545–553
15. Fennell ML, Das IP, Clauser S, Petrelli N, Salner A (2010) The organization of multidisciplinary care teams: modeling internal and external influences on cancer care quality. J Natl Cancer Inst Monogr 2010(40):72–80
16. Basler JW, Jenkins C, Swanson G (2005) Multidisciplinary management of prostate malignancy. Curr Urol Rep 6(3):228–234
17. Wilt TJ, Ahmed HU (2013) Prostate cancer screening and the management of clinically localized disease. BMJ 346:f325
18. Valdagni R, Peter A, Bangma C et al (2011) The requirements of a specialist Prostate Cancer Unit: a discussion paper from the European School of Oncology. Eur J Cancer 47:1–7
19. Sciarra A, Barentsz J, Bjartell A, Eastham J, Hricak H, Panebianco V, Witjes JA (2011) Advances in magnetic resonance imaging: how they are changing the management of prostate cancer. Eur Urol 59(6):962–977
20. Picchio M, Giovannini E, Messa C (2011) The role of PET/computed tomography scan in the management of prostate cancer. Curr Opin Urol 21(3):230–236
21. Flessing A, Jenkins V, Cat S, Fallowfield L (2006) Multidisciplinary teams in cancer care: are they effective? Lancet Oncol 7(11):935–943
22. Houssami N, Sainsbury R (2006) Breast cancer: multidisciplinary care and clinical outcomes. Eur J Cancer 42(15):2480–2491
23. Davies AR, Deans DAC, Penman I et al (2006) The multidisciplinary team meeting improves staging accuracy and treatment selection for gastro-esophageal cancer. Dis Esophagus 19(6):496–503

第 3 章

前列腺癌多学科疗法与单学科疗法的比较:我们1年的经验

3.1 引言

前列腺癌(PC)的治疗对于临床医生与患者来说都是一个复杂的问题。要想实现治疗方案选择的平衡与评估的正确,早期诊断是很有必要的,这也能减少产生不良反应及过度治疗的风险[1,2]。局部PC的最佳治疗方案是有争议的,包括积极监测、手术、放疗和局部治疗。对于首次治疗后又进展和晚期的PC来说,治疗既需要确诊评估,也需要选择合适的治疗方案,包括放疗、局部治疗、激素治疗、化疗、其他新靶向治疗[3]。

PC的自然癌转移是,从无症状的器官病变到局部晚期、转移性激素抵抗。这个过程描述了这种肿瘤的生物学复杂性,也证实了各专家之间交流与合作的必要性[4]。

乳腺癌和前列腺癌分别是女性和男性最常见的癌症,强调了两者之间不同的相似之处。患者咨询多学科综合治疗小组的模式,已经成为乳腺癌的标准疗法[5]。和乳腺癌一样,多学科疗法也可以为PC患者提供相同的选择。

多学科综合治疗小组(MDT)由不同学科的专业人士组成,他们通过彼此之间的合作与交流,为患者提供最佳治疗方案。在前列腺癌综合治疗小组里,PC 患者可以接受 PC 专家和 MDT 的联合诊治[6]。

3.2 分析的目的

本书对两组 PC 病例的特征与分布进行了比较,一组是前列腺癌综合治疗小组治疗的患者,另一组是单学科泌尿外科专家治疗的患者。这两组患者都是在同一时间、同一医疗组织中进行的 PC 治疗。

3.3 前列腺癌综合治疗小组的特征

从 2010 年 10 月,我们医院正式成立了前列腺癌综合治疗小组。这一小组设立在能容纳 300 000 多人的大型医院。

设立综合治疗小组的主要目的是,为癌症患者提供连续的治疗,包括早期诊断、癌症各期的治疗计划、随访、预防和处理 PC 相关并发症。

前列腺癌小组治疗的患者包括:诊断不明确但可以从早期诊断方案获益的患者[40~70 岁,前列腺特异性抗原(PSA)血清水平>2.5ng/mL];组织学确诊为 PC 可以考虑治疗计划的患者;主要治疗结束后讨论进一步治疗的患者;治疗后或治疗期间随访的患者。

根据之前的一些经验[6],我们对前列腺癌综合治疗小组提出几点基本要求。

(1)该小组以核心小组为代表,其成员在经过前列腺疾病的专业培训,要在 PC 领域工作过一定时间,接受过专业性继续教育;在 PC 临床药物实验与临床研究方面,有高水平的科学发现。

(2)核心小组包括:两位协调专家(一位协调 PC 的诊断,一位协调 PC 的临床治疗),可以是同行中任一学科的专家;泌尿科专家(在前列腺疾病上花的工作时间要≥50%、每年至少治疗 100 例 PC 患者,每年至少做 30 例放射性前列腺切除术、每周至少出诊一次);致力于前列腺活检的泌尿科/放射科专家(70%以上的工作时间花在前列腺活检上,并且每年做 400 例以上的前列腺活检）；泌尿病理专家（30%或更多的工作时间花在前列腺疾病上，并且每年分析至少 250 组前列腺活检标本）；放射肿瘤学家（50%或更多的工作时间花在前列腺疾病上，而且每年至少给 30 例 PC 患者进行放疗）；内科肿瘤专家（30%或更多的工作时间花在前列腺疾病上，并且每年至少治疗 50 例 PC 患者）；放射科医师（对前列腺成像的所有方面都有丰富经验，要有几位会使用多参数磁共振和超声检查，还要有几位是核医学专家，而且他们 50%或更多的工作时间花在前列腺疾病上）。其他的专业服务还包括性学家/男科学家、心理学家、姑息治疗专家和临床试验协调员。

(3)前列腺综合治疗小组必须有足够大的规模（专家人数），以便每年完成 100 例以上新诊断的 PC 患者接受该小组的治疗。在接下来的几年里，专家人数还会继续增长。

(4)科研是前列腺癌综合治疗小组的重要活动部分，例如参与 PC 治疗的临床试验。

(5)每隔 10~14 天，前列腺癌核心小组的所有专家都要组织并参与一次多学科会议。会上要对转诊到小组的病例进行讨论。MDT 要依据病理报告、临床与生化评估和风险利益评估结果提出恰当的治疗方案。最后，由一位临床医生告知患者，由患者自己做出最后的决定。

(6)对各期 PC 患者要求的完整、充分和高水平治疗需求，前列腺癌综合治疗小组都要给以满足，或者有直接的解决办法。

形态学–功能成像（多参数磁共振，PET–CT）在 PC 治疗中的作用越来越重要，因而表明让放射科医生进入 PC 核心小组的是合理的。

前列腺癌综合治疗小组的目的是，为患者提供折中的信息和治疗决策，而且是在所有临床专家同时参与的情况下以开放互动的方式获得的。

3.4 研究分析

我们针对前列腺癌综合治疗小组成立第一年期间治疗的患者的特征进行了分析，有些结果是从早期诊断方案和分布在不同治疗方案的 PC 病例获取的。

我们将这些数据和同一时期、同一组织机构(意大利罗马萨皮恩扎大学翁贝尔第一医院)进行的单学科泌尿治疗结果进行了比较。该泌尿科是我们研究所专门为 PC 患者设立的。不管是前列腺癌综合治疗小组，还是单一泌尿学科专家，医生们都对患者采用了相同的诊断与治疗方式。该种接诊患者可以自由选择这两种方式中的一种。

3.5   结果

2011 年 1 月到 2012 年 4 月，292 例平均年龄为 62.6±11.0 岁（中位年龄是 64 岁，年龄范围为 43~76 岁）的患者经考虑后适合进行前列腺癌综合治疗小组的 MDT 诊治（A 组）。其中 145 例患者的诊断尚不明确，但可以从早期诊断方案中受益；另外的 147 例患者诊断已经得到组织学确诊，可以考虑为他们制订治疗计划或随访。

147 例已经确诊的 PC 患者，平均年龄是 67.6±8.5 岁（中位年龄是 69 岁，年龄范围为 46~76 岁），他们的临床分期和初期治疗的情况见表 3.1。

145 例诊断不明确的患者被列入 PC 的早期诊断方案，他们的平均年龄为 60.1±7.6 岁（中位年龄为 57 岁，年龄范围为 43~69 岁）。结束所有的病理治疗方案直到前列腺活检进行组织学确诊（当需要时）的平均时间是 22.3±5.4 天（中位时间为 21 天，期限范围为 16~32 天）。这组患者的临床特征和诊断结果见表 3.2 和图 3.1，并将其分组进行比较，各组按相同的时间在同一机构进行非 MDT 组织的单一泌尿科评估，以便早期诊断 PC，B 组患者结束所有的初始治疗方案直到前列腺活检进行组织学确诊（当需要时）的平均时间为 32.7±6.6 天（中位时间为 33 天，期限范围为 23~42 天）。

在这两个组中（A 组为前列腺癌综合治疗小组诊疗组，B 组为单一泌尿科专家诊疗组），用于决定是否要进行前列腺活检的诊断手段是：PSA 血清测定，PCA3 测定，直肠指检（DRE），以及多参数 MRI。在这两组的诊疗中，均采用超声引导下对直肠任取 14 个部位进行活检，而且还要用多参数 MRI 检查结果进行附加的目标取样。

值得注意的是，A 组中所有病例的活检适应证比例为 64%，PC 阳性检

表 3.1　前列腺癌小组中已确诊的 147 例患者的特征

特征参数	数值
年龄(岁)	67.6±8.5(69),46~76
总 PSA(ng/mL)	6.9±23.2(3.5),0.003~146.0
家族遗传史	24(16.3)
Gleason 评分	
小于等于 7(3+4)	115(78)
大于等于 7(4+3)	32(22)
分期	
局部	95(65)
局部晚期	37(25)
转移	15(10)
激素抵抗	18(12)
治疗措施	
根治性前列腺切除术(RP)	45(30)
放射治疗(RT)	7(5)
激素治疗(HT)	0(0)
RP+RT	51(35)
RP+HT	15(10)
RT+HT	29(20)

数值:病例数(病例%)或者平均 SD(中位数)和范围。

ADT:雄激素去势治疗。

出率为 45%;而 B 组则分别为 52% 和 41%。采访前列腺癌综合治疗小组和单一泌尿科诊疗的医生们得知,B 组中需要活检的所有病例在 A 组中也考虑活检,而 A 组中需要活检的病例,在 B 组中仅有 76% 考虑活检。

两个组(A 组和 B 组)中新诊断的前列腺癌患者的特征列于表 3.3。这些新诊断的前列腺癌患者风险类别[8]在图 3.2 中示出。MDT 接诊的患者处于低风险组的比例更高,为 47.6%。

表 3.4 和图 3.3 显示出 A 组中 97 例 PC 患者的分布和特征。其中的 42 例是最新诊断的 PC,55 例是此前确诊已纳入初期治疗计划的 PC 病例,正在接受根治性前列腺切除术、放疗或积极监测。要注意的是,图 3.3 显示出

表 3.2　A 组（前列腺癌小组诊疗组）中未确诊病例与 B 组（单一泌尿科诊疗组）未确诊
　　　病例的特征比较

特征参数	A 组	B 组
病例数	145	124
年龄（岁）	60.1±7.6(57),43~69	65.4±6.8(63),51~72
家族遗传史	28(19)	22(18)
总 PSA(ng/mL)	10.8±7.8(6.7),2.5~21.4	16.5±8.4(13.5),4.7~28.5
疑似 DRE	23(16)	30(24)
多参数 MRI 数量	88(61)	50(40)
活检适应证	93(64)	64(52)
PCA3 测试数量	25(17)	14(11)
完成诊断的期限（天）	22.3±5.40(21),16~32	32.7±6.6(33),23~42

数据是按例数（病例%）、平均 SD（中位数）和范围给出的。

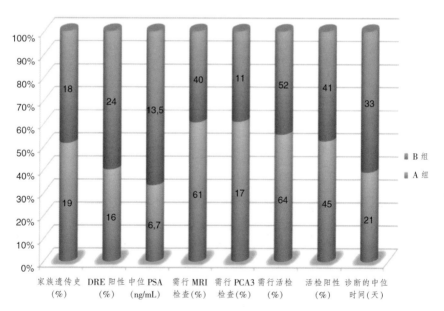

图 3.1　A 组（前列腺癌综合治疗小组）与 B 组（单一泌尿科诊疗组）未确诊 PC 病例的特
征。

表 3.3　A 组(前列腺癌小组)和 B 组(单一泌尿科诊疗组)中已纳入早期诊断计划比未确诊病例的特征

特征参数	A 组	B 组
病例数(%)	42(45)	26(41)
年龄(岁)	59.0±5.3(60),48~68	64.2±4.9(63),53~72
家族遗传史	9(21)	4(15)
总 PSA(ng/mL)	14.0±6.6(8.0),2.8~21.4	17.2±5.3(14.0),5.4~28.5
PCA3 阳性/测试数	10/112(83)	6/7(86)
疑似 DRE	11(26)	8(31)
阳性/多参数 MRI 次数	41/42(97)	10/10(100)
首次活检阳性	32(76)	19(73)
二次活检阳性	10(24)	7(27)
Gleason 评分		
≤7(3+4)	28(67)	17(64)
≥7(4+3)	14(33)	9(36)
临床分期		
局部(T2N0M0)	31(74)	17(64)
局部晚期(T3N0M0)	10(24)	9(36)
转移(M+)	1(2)	0(0)

数据是按病例数(病例%)、平均 SD(中位数)和范围给出的。

的前列腺癌小组 (A 组) 的病例中,需进行初期治疗的大多属于手术 (51.1%)和放疗(45.4%),而且局部 PC 和局部晚期 PC 在这两种治疗方案中所出比例各不相同。对于所有低风险的 PC 病例,积极监测是首选治疗方案;但采用此方案的比例却很低,仅为 3.1%。

为了评估患者对前列腺癌小组的满意度,我们对患者进行了问卷调查,内容包括等待时间、对所有治疗项目的可访问性与舒服度、准时程度、临床护理、医务人员提供的信息和整体满意度。每一项都有五个等级(1 代表非常差,5 代表非常满意)。目前,平均分数范围是 4.14~4.75,并且整体满意度分数为 4.45 分。

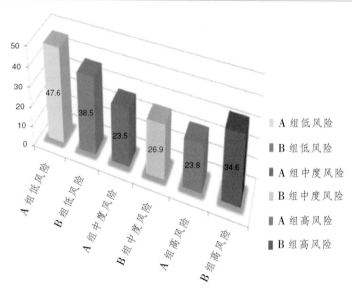

图 3.2 A 组(前列腺癌小组)和 B 组(单一泌尿科诊疗组)中新诊断 PC 的风险类别分布。(见彩插)

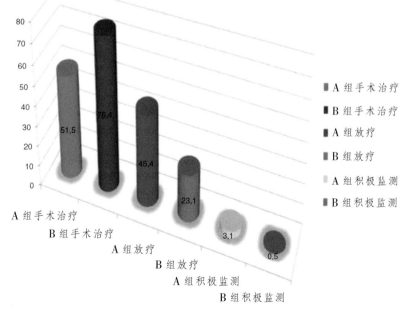

图 3.3 A 组(前列腺癌小组)和 B 组(单一泌尿科诊疗组)中不同初期治疗适应证的 PC 病例分布。(见彩插)

表 3.4　A 组(前列腺癌小组)中的 97 个 PC 病例[42 个是新诊断的,55 个是之前确诊的,制订了初期治疗计划[根治性前列腺切除术(RP)、放疗(RT)和积极监测(AS)]

参数	A 组 RP	A 组 RT	A 组 AS
病例数(%)	50(51.5)	44(45.4)	3(3.1)
年龄(岁)	61.4±6.2(60)，48~68	66.0±5.8(63)，52~70	56.0±8.7(52)，50~66
总 PSA(ng/mL)	11.4±4.3(8.5)，2.8~18.4	18.4±6.3(13.1)，2.8~18.4	2.7±0.2(2.8)，2.5~3.0
Gleason 评分			
≤7(3+4)	35(70)	28(64)	3(100)
≥7(4+3)	15(30)	16(36)	0(0)
局部(T2N0M0)	38(76)	19(43)	3(100)
局部晚期(T3N0M0)	12(24)	25(57)	0(0)

前列腺癌不同治疗方案的分布特征。病例数(病例%)、平均 SD(中位数)和范围。

3.6　讨论

一项 85 000 多例 PC 患者的 SEER 研究表明,在常规临床治疗中,治疗决策与患者的选择关系不大,而与治疗临床医生的专业技能有很大关系[9]。将患者转诊到前列腺癌小组中,MDT 进行治疗最大好处是：能在所有临床医生同时参与,以开放互动的方式获得折中的信息与决策。在 PC 患者的决策过程中,多学科讨论的方法可以改善患者的疗效。

MDT 方法可以确保 PC 患者能获得有关其疾病的充分信息,权衡考虑其疗效和相关副作用。

已有的证据表明,接受 MDT 疗法的多种癌症患者,临床效果均较好[10,11]。据前列腺癌小组诊治的患者所述,这种疗法的首要优点是:容易获取信息,增强了合作,减少了诊断和治疗的延误。因为早期干预在前列腺癌的治疗中尤为重要,因此这将使 PC 患者的预后更好[12]。

然而,就肿瘤学结果而言,MDT 的实际显著优势还要通过 MDT 与单一泌尿科治疗之间的长期比对分析才能确认。

目前，只有极少研究文献描述了前列腺癌多学科综合治疗小组的临床结果[13-15]，还没有一篇文献将多学科的结果与单学科的结果进行比较。Magnani 等人报道了一篇 MDT 参与前列腺癌小组 6 年来的描述性分析[13]。正如我们的经验所述，因为有预期诊断，高比例的低风险癌症和早期诊断是密不可分的。我们的分析发现，与单学科小组相比，多学科综合治疗小组中前列腺癌活检的适应证比例更高。采访前列腺癌小组（A 组）和单一泌尿科（B 组）的医生们发现，B 组中需要活检的所有病例在 A 组中也应考虑活检，但是，A 组中需要活检的病例，仅有 76% 在 B 组中考虑活检。因此，前列腺癌小组中诊断前列腺癌的方法更为先进。

据 Magnani 等人报道，尤其对于治疗计划，患者接受积极监测的比例提高了（从 2006 年的 44% 增加到 2009 年的 81%）[13]。我们的经验显示，相比单学科小组，多学科小组在手术和放疗这两种治疗方案的选择上，更为均衡一些。对于所有低风险的病例来说，积极监测是一种有效的选择。但前列腺癌小组中的患者接受此治疗的比例仍非常低。

参考文献

1. Heidenreich A, Bellmunt J, Bolla M (2011) EAU guidelines on prostate cancer Part I. Eur Urol 59(1):61–71
2. Bellardita L, Donegani S, Spattezzi A, Valdagni R (2011) Multidisciplinary versus one-on-one setting: a qualitative study of clinicians' perceptions of their relationship with patients with prostate cancer. J Oncol Pract 7(1):1–5
3. Gomella L, Lin J, Hoffman-Censis J (2010) Enhancing prostate cancer care through the multidisciplinary clinic approach: a 15-year experience. J Oncol Pract 6(6):5–10
4. Van Belle S (2008) How to implement the multidisciplinary approach in prostate cancer management: the Belgian model. BJU Int 101(suppl 2):2–4
5. Montagut C, Albanell J, Bellmunt J (2008) Prostate cancer multidisciplinary approach: a key to success. Clin Rev Oncol Hematol 68S:32–36
6. Valdagni R, Peter A, Bangma C (2011) The requirements of a specialist Prostate Cancer Unit: a discussion paper from the European School of Oncology. Eur J Cancer 47:1–7
7. Sciarra A, Panebianco V, Ciccariello M (2010) Value of magnetic resonance spectroscopy imaging and dynamic contrast enhanced imaging for detecting prostate cancer foci in men with prior negative biopsy. Clin Cancer Res 16(6):1875.83
8. Heidenreich A, Bolla M, Joniau S (2012) Prostate cancer. In: European Association Urology guidelines. EAU, Arnhem, pp 9–10

9. Sommers BD, Beard CJ, D'Amico AV (2008) Predictors of patients preferences and treatment choices for localized prostate cancer. Cancer 113:2058–2067

10. Flessing A, Jenkins V, Cat S, Fallowfield L (2006) Multidisciplinary teams in cancer care: are they effective? Lancet Oncol 7(11):935–943

11. Houssami N, Sainsbury R (2006) Breast cancer: multidisciplinary care and clinical outcomes. Eur J Cancer 42(15):2480–2491

12. Davies AR, Deans DAC, Penman I (2006) The multidisciplinary team meeting improves staging accuracy and treatment selection for gastro-esophageal cancer. Dis Esophagus 19(6): 496–503

13. Magnani T, Valdagni R, Salvioni R (2012) The 6-year attendance of a multidisciplinary prostate cancer clinic in Italy: incidence of management changes. Br J Urol Int 110(7): 998–1003

14. Valdagni R (2011) Prostate cancer units: has the time come to discuss this thorny issue and promote their establishment in Europe? Eur Urol 60:1193–1196

15. Denis L (2011) Prostate Cancer Units: the patients' perspective. Eur Urol 60:1200–1201

第 **4** 章

病理学在前列腺癌患者多学科综合治疗中的作用

4.1 引言

处理和报告前列腺癌根治性切除术标本(RPS)所面临的一个问题是,癌组织通常在大体检查时无法识别,并且肉眼不能清晰辨认肿瘤范围。众所周知,前列腺癌是一种多灶性和异质性肿瘤,因此将面临更大的挑战。对于病理学家来说,避免前列腺癌漏检的最安全方法是对整个前列腺全部取材。即使前列腺癌根治标本整体大切片取材的方法在发现前列腺异常病理特征方面不优于标准的标本取材,但在前列腺整体结构显示、肿瘤结节清晰识别及具体定位方面具有明显优势。此外,再加上特定的肿瘤层次编号,这更易于将病理结果与数字直肠镜(DRE)、经直肠超声(TRUS)和前列腺穿刺活检结果进行比较[1-4]。

本章的依据是关于前列腺癌根治性切除术的整个标本全部取材进行评估的 Ancona(意大利)协议。该协议是西班牙科尔多瓦大学和美国印第安纳大学密切合作的结果,Ancona 协议的应用对于我们泌尿病理学家来说, 具有重要的临床意义,尤其在前列腺癌患者多学科治疗和个体化医疗的设计方面[2-5]。

这里的特殊资料来自于关于根治性前列腺标本处置和分期的国际泌尿病理学会(ISUP)共识会议[3]。本章的一些作者(R. Montironi, A. Lopez-Beltran 和 L. Cheng)对本次会议做出了巨大贡献,并担当了共同组织者的角色。本次会议的结果参考了并在某种程度上采用了 Ancona 方法,反之亦然。

4.2　2009 年国际泌尿病理学会调查和共识会议

为了确定在世界范围内泌尿病理学家最常用的方法,一个基于网络的关于前列腺癌根治术标本的处理和报告的调查, 在国际泌尿病理学会 255个成员中展开。国际泌尿病理学会的本项调查与 2009 年在美国马萨诸塞州波士顿举行的美加病理学年会联合开展(表 4.1)[3,6-9]。其目的是为了将前列腺癌根治术标本的处理和报告问题达成共识。那些完成电子调查的人员应邀出席了 2009 年 3 月 8 日的共识会议[3]。

该共识会议的许多建议已被纳入国际指南,包括最近美国病理学院报告前列腺癌的协议和清单,以及澳大拉西亚皇家病理学院的结构化前列腺癌报告协议[10,11]。

在回应有关多少前列腺应该被病理取材的问题时,60%以上的与会者支持全部前列腺组织病理取材包埋,而 60%以上的与会者还支持部分前列腺组织病理取材包埋。这种明显矛盾的结果源于一些受访者对于前面提到的两种方法都进行了选择。鉴于此,得出的结论是这两种方法都被认为是

表 4.1　工作组(WG)关于国际泌尿病理学会前列腺癌根治术标本的处理和报告

1. 工作组 1, 前列腺癌根治术标本的处理。R Montironi (Chair), H Samaratunga, LTrue

2.工作组 2, 前列腺癌切除标本的 pT2 肿瘤亚分期和肿瘤体积。T Van der Kwast(Chair), M Amin, A Billis

3. 工作组 3,前列腺癌外扩展、淋巴血管侵犯和局部晚期病变。PAHumphrey (Chair), C Magi-Galluzzi, AJ Evans

4. 工作组 4, 精囊腺和淋巴结病理取材。D Berney (Chair), T Wheeler, D Grignon

5. 工作组 5, 前列腺癌根治术的标本切缘。J Epstein (Chair),L Cheng, P HoonTan

可以接受的。病理学家必须权衡考虑全部标本取材费用和时间的额外花费与部分取材承担丢失重要预后参数风险,来决定是否应进行部分或全部标本取材。共识强调,如果部分标本被取材,必须使用特定的协议并在病理报告中记录具体取材方法[3]。

调查结果显示,大部分的受访者都使用了标准的取材方法,只有 16% 的受访者使用了或至少部分使用了整体大切片取材方法。少数受访者使用了以上两种方法。在共识会议的讨论中,标准取材和整体大切片取材这两种方法都被认为是可以接受的,不过对这一点没有进行投票[3]。

4.3　全部与部分病理取材

对于病理学家来说,避免前列腺癌漏检的最安全方法是对整个前列腺全部取材。有些机构采用的是部分取材方法。这要求病理学家必须使用严格的协议,这样可能会有些费事。

1994 年一项关于美国病理学家前列腺标本如何取材的报道表明,只有 12% 的病理学家使用全部取材的方法[12]。自那时以来,实验室使用部分取材方法的比例有所下降。最近来自欧洲 15 个国家 217 位病理学家 ENUP 的调查显示,只有 10.8% 的人使用了常规部分取材[13]。在欧洲一些国家,根据国家指南,全部取材甚至是强制性的。

Vainer 等医生[14]最近的一项研究,通过对 238 例前列腺癌根治术切除标本按照标准方案部分取材与全部取材进行比较,来检测是否丢失了重要的预后信息。在他们的研究中,标本被送到病理科后,通过前表面沿正中矢状面切开,分开左、右叶而达到最佳固定效果。然后在甲酸中固定额外的 20 小时,再在 4% 的中性福尔马林(甲醛)溶液中固定 24 小时。大体检查包括三个维度的测量,去除精囊腺后对前列腺称重,用两种不同颜色墨汁标记前列腺前、后半部,然后分离前列腺左、右叶。前列腺尖部和基底部根据前列腺标本大小水平切割 5~10mm 厚的组织片,随后与矢状面平行切组织片放入包埋盒中,通常每盒放置一个以上的组织片。前列腺的其余部分,约间隔 3mm 厚的水平切割组织片放置在标准包埋盒中, 并确保不同切面朝下包埋。较大的组织片可分成若干大小合适组织片后放入标准包埋盒。最后将精囊腺部分(尖部和一个横截面)包埋。在 4% 的福尔马林(甲醛)溶液中固定后石蜡包埋,以 4μm 切片和 HE 染色(包埋盒数/总切片数:18~76 个)。为了达到研究的目的,每隔两个水平切面的组织切片被保留(最初删除的切片数量为 3~26,即 29.9%)。将剩下的组织切片进行显微镜观察。

　　根据本组研究,这种方法降低了 30% 实验室工作量,同时信息丢失很少,被忽略的与术后治疗相关的重要信息仅占 1.2%。他们的结论是,部分包埋对于有效的组织病理学评估是可以被接受的。

　　Vainer 等医生[14]的研究发现略优于其他人。Hall 等[1]通过全面的显微镜观察,发现肉眼检查 B 期的前列腺癌,近端和远端切缘以及精囊腺基底和前列腺最尖端的部分(邻近远端切缘),96% 的手术切缘阳性,91% 的前列腺外受侵犯。Cohen 等[15]人在临床 B 期前列腺癌患者的研究中,使用了前列腺整体包埋超大载玻片的方法。传统标准包埋切片的方法与之相比,前列腺外侵犯的假阴性率为 15%。在 Sehdev 等[4]人的研究中,对临床分期 T1c 的前列腺癌具有一个或多个不良病理指标,例如 Gleason 评分大于等于 7 分,切缘阳性和前列腺外侵犯,使用了十种不同的取材方法进行比较。最佳的方法为包埋所有的前列腺后半部标本以及前列腺左侧和右侧的中前部标本。如果前部分有相当大的肿瘤,所有的前部分剩余组织要再次全部包埋制片。该方法仅通过平均 27 张切片,检测出的前列腺癌:98% Gleason 评分大于等于 7 分,100% 切缘阳性,96% 前列腺外侵犯。该研究也指出,选取先前穿刺活检阳性的同侧区域取材制片,通过平均 17 张切片,检测出的前列腺癌:92% Gleason 评分大于等于 7 分,93% 切缘阳性,85% 前列腺外侵犯。

4.4　Ancona(意大利)前列腺癌根治术切除标本评估协议

　　在过去的几年里,意大利 Ancona 马尔凯区联合医院理工大学病理解剖部门,应用整体切片技术,对 3000 例前列腺癌根治术切除标本全部包埋并进行检测(图 4.1)[2,5]。

　　从手术室接收到前列腺新鲜标本。去除精囊腺的重量和所有三个维度[尖部到基底(垂直)、左到右(横向)和前到后(矢状)]需要被记录,后者用于前列腺体积计算。为了加强固定效果,建议将 20mL 4% 的中性福尔马林(甲醛)使用 23-G 针多部位注入前列腺中。为确保固定均匀,插入针要深并在缓慢抽针过程中注入固定液。然后将标本涂抹印度墨汁并在 4% 的中性福尔马林(甲醛)中固定 24 小时。固定完成后,从标本上切除尖端和基底部(3mm 厚),然后通过前面介绍的垂直切片包埋法研究。剩余前列腺体部以 3mm 间隔垂直于长轴(从尖部到基底)切片。为了定位,在每个前列腺切片的右侧用手术刀片切口标记。精囊腺切成两半(三明治法)并全部包埋制

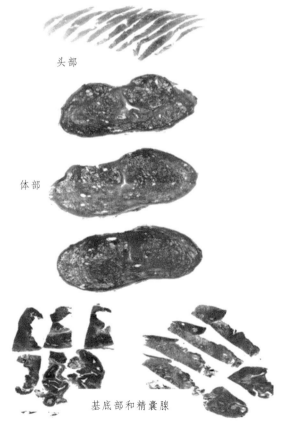

头部

体部

基底部和精囊腺

图 4.1　前列腺和精囊腺的整体大切片取材技术。(见彩插)

片。切好的标本在 4% 的中性福尔马林(甲醛)溶液中再额外固定 24 小时,然后梯度酒精脱水,在二甲苯中透明,石蜡包埋(组织与常规包埋盒一同处理),5μm 厚切片 HE 染色后镜下组织学观察[2,5]。

每个前列腺体部被制成 3~6 个整体大切片,而尖部、基底部及精囊腺被制成 6~8 个整体大切片,共计 9~14 个(Vainer 等医生[14]的研究中需要 76 个常规大小切片被检测)。每个标本取材切片需要 15~20 分钟。每个病例技术员蜡块切片需要 30~40 分钟。每个病例病理学家阅片报告需要 40~60 分钟。因为切片大小不能匹配目前的染色机,而需要手工染色。因为蜡块和玻璃载玻片尺寸大,所以保存在专门的容器中。Vainer 等医生与我们的方法的比较见表 4.2[14]。

有 7 例(0.23%)不符合标准的切片,但仍然能够评估癌组织。只有 1 例

表 4.2 Ancona 经验与 Vainer 等研究的比较

特征	Ancona 经验	Vainer 等的研究
前列腺重量和尺寸（体积）	有(有)	有(没有提及)
加强组织固定	福尔马林(甲醛)溶液注射	分离两叶
墨汁标记表面	一种染色,右侧刀痕标记方位	两种颜色,前半部分和后半部分
取材前固定(时间)	4%中性福尔马林(甲醛)溶液(24 小时)	甲酸(20 小时)和 4%中性福尔马林(甲醛)溶液(24 小时)
切片间隔	3mm(尖部和基底部:3mm)	大约 3mm（尖部和基底部:5~10mm)
前列腺体部切片的进一步组织分割	没有(整体切片)	有,分割成适合标准包埋盒大小
精囊腺	三明治法(包括全部)	尖部和一个横截面
取材后固定(时间)	4%中性福尔马林(甲醛)溶液(24 小时)	4%中性福尔马林(甲醛)溶液(没有提及)
包埋盒或总组织切片数（被检测百分比%）	9~14 个(100%)	18~76 个(70%)
处理方法	按照常规尺寸包埋盒	没有提及
载玻片大小(切片厚度)	7.5cm×5.0cm(5μm)	7.5cm×2.5cm(4μm)
切片染色方法	手工	没有提及

(0.03%)因质量太差而无法评估。15 例(0.5%)单独的蜡块必须连续切片才能显示完整的墨汁标记表面。30 例(1%)应用了免疫组化(主要是基底细胞标记 p63、消旋酶、嗜铬素 A)，染色全部成功，其中 28 例从整个大切片中切除了部分并进行染色评估，剩余 2 例使用了整个大切片。在整个过程中发明了一种方法用于寻找活检阳性的 pT0 根治性前列腺切除标本中残留的癌组织[16,17]。该方法在 10 例中被应用，其中 8 例成功地发现了微小癌灶[16]。

　　对每个病例的一套完整切片进行显微镜阅片，并记录与诊断及预后相关的重要形态学信息(图 4.2 至图 4.4，表 4.3)，并与临床资料及标本大体描述相结合进行综合解释(表 4.4)。

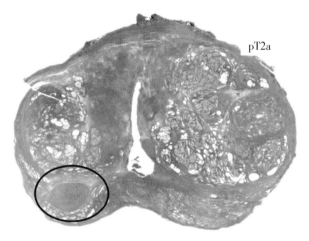

图 4.2　一个 pT2a 期前列腺癌的整体大切片。(圆圈所示)(见彩插)

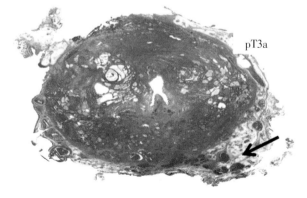

图 4.3　一个 pT3a 期（前列腺外侵犯）前列腺癌的整体大切片。(箭头所指)(见彩插)

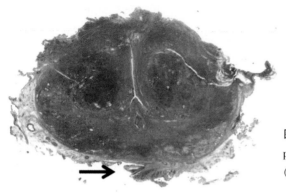

图 4.4 一个侵犯直肠壁的 pT4 期前列腺癌整体大切片。(箭头所指)(见彩插)

表 4.3 前列腺根治切除标本的评价项目

1. 肿瘤的多灶性(占优势肿瘤或编号肿瘤)
2. 组织学类型
3. Gleason 分级[最初版, 2005 年国际泌尿病理学会(ISUP)版, 2010 年修订版]
4. TNM 分期, 包括外科切缘(SM)状态(R)和 LVI
5. 肿瘤体积

即使前列腺癌根治标本整体大切片取材的方法在发现前列腺异常病理特征方面不优于标准的标本取材[15], 但在前列腺整体结构显示、肿瘤结节清晰识别及具体定位方面具有明显优势。此外, 再加上特定的肿瘤层次编号, 这更易于将病理结果与数字直肠镜(DRE)、经直肠超声(TRUS)和前列腺穿刺活检结果进行比较。

表 4.4 意大利 Ancona 评价前列腺根治切除标本方法的优点

1. 手术过程的质量指标: 标本的完整性, 包括缺失的部分、切入肿瘤的包膜和手术切缘的良性腺体
2. 应用的手术类型, 例如神经保留和既往外科手术史, 例如经尿道前列腺电切术
3. 非前列腺组织的存在, 例如直肠壁
4. 形态学预后指标, 如 Gleason 评分、分期、手术切缘情况和肿瘤体积
5. 病理结果与数字直肠镜、经直肠超声和前列腺穿刺活检结果进行比较

4.5 如何联合处理前列腺癌根治标本的前列腺基底部、膀胱颈和精囊腺：我们应用整体大切片取材

2009 年 ISUP 共识会议之后，我们小组按照意大利安科纳马尔凯区联合医院理工大学病理解剖部门的方案处理和报道前列腺癌根治标本，常规采用了从前列腺尖部—体部—基底部冠状面整体连续切片的完整取材方法。本方法对于判断当代前列腺癌治疗方法(包括积极监测和局部治疗)是否具有显著临床意义，提供了重要相关信息[5,18,19]。

在过去的 2 年中，我们的主要目标之一是要进一步细化前列腺基底部、膀胱颈、精囊腺及它们与前列腺连接部的分析方法[20]。其原因是需要更准确和整个区域的详细组织学评价，包括前列腺基底部、膀胱颈和精囊腺。其背景是我们小组中的一员在 1999 年法国巴黎世界卫生组织联合主办的国际研讨会上首次提出了前列腺根治术标本的基底部和膀胱颈部组织学概念[21]。其定义是基于前列腺腺体的存在与否及平滑肌束组织形态：前列腺基底部存在正常前列腺腺体，而膀胱颈部前列腺腺体缺失且平滑肌束粗大。这种方法是目前判断膀胱颈部是否存在镜下侵犯的基础，这在 2009 年 TNM 分期修订版中被认为是 pT3a。

检查了数百个前列腺癌根治标本之后，我们已经观察到前列腺基底部和膀胱颈部区域的外部边界、形状和大小与前列腺的三维尺寸和膀胱壁与前列腺的关系，并且可以多种多样。例如，在一些基底部表面可以略微凹陷而另一些会凸起，偶尔会出现第三叶。这些解剖变异会涉及和影响前列腺与精囊腺连接部的位置[20]。

我们总是弃用或从不采用削的方式来取标本切缘，因为这样不能看到前列腺癌与墨汁标记表面的关系，从而报告的手术切缘阳性，癌组织并没有真正接触到墨汁标记表面。我们弃用该方法的另一个原因是，采用该方法区分前列腺基底部还是膀胱颈部受癌组织侵犯(如上述定义)是很难实现的，从而在某些情况下，区分肿瘤是 pT2 期还是 pT3a 期是不可能的[20]。

多年以来，我们应用了锥体的方法(矢状切片)间隔 3mm 厚切片取材。

典型的基底部切片(形状为盘状或椭圆状)最大直径约为 3cm,即其矢状切面可以放入一个常规包埋盒(尺寸:30mm×25mm×4mm),但低于该横断面的实际尺寸大小应对应前列腺的左到右(横向)和前到后(矢状)。该方法适用于区分前列腺基底部和膀胱颈部,但不适合整个基底部表面的检查。这种方法的另一个缺点是去除精囊腺后,一些包含前列腺基底部后部组织的前列腺组织,仍然埋在前列腺体部的最底部或近切面,因此组织学上无法观测。这部分通常包含精囊腺与前列腺连接部,也有学者认为是前列腺内的精囊腺成分[6]。这意味着,癌组织侵犯该部位的不良预后特征无法被评价。

为了避免全部的形态学特征不能被评价,我们在一些前列腺根治标本尝试从左到右矢状面整体间隔 3mm 连续切片。这种方法保证了从前列腺尖部到精囊腺顶端同时保持在一个整体大切片上[20]。然而,这对于组织包埋是可行的,因为从前列腺尖部到精囊腺顶端的长度可达 6.3cm,即大组织包埋盒的最大长度(尺寸:63mm×47mm×11mm)。该方法的缺点是,前列腺体部的后外侧(即前列腺癌的好发部位)没有适当取材,而无法对前列腺外侵犯等不良预后特征及泌尿外科医生保留神经的手术类型进行评价。

为了更好地对该区域进行准确取材,当福尔马林(甲醛)固定液注入前列腺新鲜标本中并至少充分固定 48 小时后,我们评估并采用了下列常规方法。

● 距前列腺交界处 1~2mm 去除精囊腺,将其切成两半(三明治法)和连同输精管放入一个或两个(根据其尺寸)大组织包埋盒中,右精囊腺可用手术刀片切口标记。

● 从前列腺体部切除约 1.5cm 厚的组织切片,包括整个基底部、膀胱颈部区及 1~2mm 精囊腺根部组织。该部分再以矢状面间隔 3mm 切片。矢状切片被放入两个大组织包埋盒内(一个放右侧,另一个放左侧)。来自基底部和精囊腺的矢状切片,如果在单个大组织包埋盒内能够放得下,应该放在一起包埋处理(图 4.5 和 4.6)。

● 前列腺体部和尖部仍然按先前报道的方法处理。

● 每个前列腺体部、基底部膀胱颈部区、精囊腺被制成 6~8 个整体大切片,而尖部被制成 2~4 个常规标准切片,共计 8~12 个切片(Vainer 等医

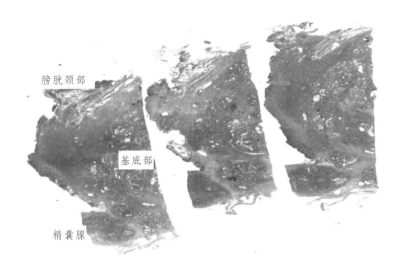

图 4.5　前列腺基底部包括膀胱颈部和精囊腺近端的整体大切片技术。(见彩插)

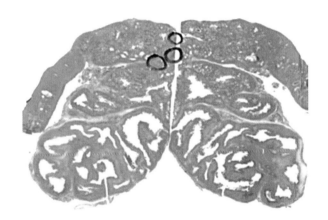

图 4.6　精囊腺整体大切片技术检测,圆圈标记区为小灶癌组织。(见彩插)

表 4.5   前列腺根治标本中前列腺基底部、膀胱颈部和精囊腺联合处理的优点

1. 膀胱颈部显微镜下癌组织侵犯，即 pT3a 期
2. 整个基底部表面手术切缘情况
3. 精囊腺和前列腺连接部显微镜下癌组织侵犯情况
4. 侵犯精囊腺的癌组织类型和数量
5. 环绕精囊腺及侧韧带周围脂肪组织的微小前列腺外侵犯

生的研究中[14]整个前列腺需要 76 个常规切片被检测)。

● 必要时可以成功地应用免疫组化。

我们在 100 多个前列腺根治标本中应用这种方法[20]。到目前为止，我们还没有看到任何缺点和弊端。该方法的使用不需要技术员的额外工作。与以往的处理方法相比，在确定膀胱颈和精囊腺是否受侵犯方面具有一些优势（表 4.5）。尤其是该方法与过去传统方法比较，膀胱颈部和精囊腺显微镜下癌组织侵犯检出率分别增加 3% 和 2%[20]。

结论

前列腺癌根治术标本的处理对病理学家来说是一个具有挑战性的任务。前列腺癌很难用肉眼识别，与其他临床确诊的恶性肿瘤相比，前列腺癌肿块较小并且多灶分布，在形态学和遗传学方面具有高度异质性。因此，前列腺标本需要按照标准协议非常小心且仔细地处理，从而确保分级和分期的准确评估。

参考文献

1. Hall GS, Kramer CE, Epstein JI (1992) Evaluation of radical prostatectomy specimens. A comparative analysis of sampling methods. Am J Surg Pathol 16:315–324
2. Montironi R, Lopez Beltran A, Mazzucchelli R, Cheng L, Scarpelli M (2012) Handling of radical prostatectomy specimens: total embedding with large-format histology. Int J Breast Cancer 2012:6
3. Samaratunga H, Montironi R, True L, Epstein JI, Griffiths DF, Humphrey PA, van der Kwast T, Wheeler TM, Srigley JR, Delahunt B, Egevad L, ISUP Prostate Cancer Group (2011) International Society of Urological Pathology (ISUP) Consensus conference on

handling and staging of radical prostatectomy specimens. Working group 1: specimen handling. Mod Pathol 24:6–15

4. Sehdev AE, Pan CC, Epstein JI (2001) Comparative analysis of sampling methods for grossing radical prostatectomy specimens for nonpalpable [stage T1c] prostatic adenocarcinoma. Hum Pathol 32:494–499

5. Montironi R, Lopez-Beltran A, Scarpelli M, Mazzucchelli R, Cheng L (2011) Handling of radical prostatectomy specimens: total embedding with whole mounts, with special reference to the Ancona experience. Histopathology 59:1006–1010

6. Berney D, Wheeler T, Grignon D et al (2011) International Society of Urological Pathology (ISUP) consensus conference on handling and staging of radical prostatectomy specimens: Working group 4: seminal vesicles and lymph nodes. Mod Pathol 24:39–47

7. Magi-Galluzzi C, Evans A, Delahunt B et al (2011) International Society of Urological Pathology (ISUP) consensus conference on handling and staging of radical prostatectomy specimens: Working group 3: extraprostatic extension, lymphovascular invasion and locally advanced disease. Mod Pathol 24:26–38

8. Tan PH, Cheng L, Srigley JR et al (2011) International Society of Urological Pathology (ISUP) consensus conference on handling and staging of radical prostatectomy specimens: Working group 5: surgical margins. Mod Pathol 24:48–57

9. van der Kwast T, Amin MB, Billis A et al (2011) International Society of Urological Pathology (ISUP) consensus conference on handling and staging of radical prostatectomy specimens: Working group 2: T2 sub-staging and prostate cancer volume. Mod Pathol 24:16–25

10. Kench JG, Clouston DR, Delprado W, Eade T, Ellis D, Horvath LG, Samaratunga H, Stahl J, Stapleton AM, Egevad L, Srigley JR, Delahunt B (2011) Prognostic factors in prostate cancer. Key elements in structured histopathology reporting of radical prostatectomy specimens. Pathology 43:410–419

11. Srigley JR, Humphrey PA, Amin MB, Chang SS, Egevad L, Epstein JI, Grignon DJ, McKiernan JM, Montironi R, Renshaw AA, Reuter VE, Wheeler TM, Members of the Cancer Committee, College of American Pathologists (2009) Protocol for the examination of specimens from patients with carcinoma of the prostate gland. Arch Pathol Lab Med 133:1568–1576

12. True LD (1994) Surgical pathology examination of the prostate gland. Practice survey by American Society of Clinical Pathologists. Am J Clin Pathol 102:572–579

13. Egevad L, Algaba F, Berney DM, Boccon-Gibod L, Griffiths DF, Lopez-Beltran A, Mikuz G, Varma M, Montironi R, European Network of Uropathology (2008) Handling and reporting of radical prostatectomy specimens in Europe: a web-based survey by the European Network of Uropathology (ENUP). Histopathology 53:333–339

14. Vainer B, Toft BG, Olsen KE, Jacobsen GK, Marcussen N (2011) Handling of radical prostatectomy specimens: total or partial embedding? Histopathology 58:211–216

15. Cohen MB, Soloway MS, Murphy WM (1994) Sampling of radical prostatectomy specimens. How much is adequate? Am J Clin Pathol 101:250–252

16. Mazzucchelli R, Barbisan F, Tagliabracci A, Lopez-Beltran A, Cheng L, Scarpelli M, Montironi R (2007) Search for residual prostate cancer on pT0 radical prostatectomy after positive biopsy. Virchows Arch 450:371–378

17. Montironi R, Cheng L, Lopez-Beltran A, Scarpelli M, Mazzucchelli R, Mikuz G, Kirkali Z, Montorsi F (2009) Stage pT0 in radical prostatectomy with no residual carcinoma and with a previous positive biopsy conveys a wrong message to clinicians and patients: why is cancer not present in the radical prostatectomy specimen? Eur Urol 56:272–274

18. Mazzucchelli R, Scarpelli M, Cheng L et al (2009) Pathology of prostate cancer and focal therapy ('male lumpectomy'). Anticancer Res 29:5155–5161

19. Montironi R, Cheng L, Lopez-Beltran A et al (2009) Joint appraisal of the radical prostatec-tomy specimen by the urologist and the uropathologist: together, we can do it better. Eur Urol 56:951–955

20. Montironi R, Cheng L, Lopez-Beltran A, Mazzucchelli R, Scarpelli M (2013) Combined handling of prostate base/bladder neck and seminal vesicles in radical prostatectomy specimens: our approach with the whole mount technique. Histopathology 63(3):431–435

21. Bostwick DG, Foster CS, Algaba F, Hutter RVP, Montironi R, Mostofi FK, Sakr W, Sesterhenn I (2000) Prostate tissue factors. In: Murphy G, Khoury S, Partin A, Denis L (eds) Prostate cancer. 2nd International consultation on prostate cancer. Plymbridge Distributors, Plymouth, UK, pp 162–201

第 **5** 章

临床相关性前列腺癌早期诊断的困境：泌尿外科专家的作用

5.1 引言

目前，前列腺癌被认为是男性所面临的最重要的医学问题之一。此外，前列腺癌是目前男性死亡的第二位常见原因。与 PSA 作为筛选工具的介绍相一致，在过去 10 年中，前列腺癌的死亡率显著下降。PSA 是几乎由前列腺上皮细胞产生的类丝氨酸蛋白酶的激肽释放酶。与经直肠指检和经直肠超声发现可疑病灶相比，作为独立变量的 PSA 是较好的预测因子。实际上，没有公认的 PSA 水平的上限。PSA 是一个连续参数，数值越高，前列腺癌的可能性越大。来自于美国的预防研究结果强调：尽管血清 PSA 水平较低，但是男性仍有隐匿性前列腺癌的可能。尽管 PSA 被认为是医学界较好的前列腺癌标志物，但是由于以下原因 PSA 被认为是不完美的标志物：

- PSA 具有器官特异性，但是不具有癌症特异性；
- PSA 在诊断前列腺癌方面敏感性及特异性较差，尤其是 tPSA 在 2~10ng/mL 时；
- PSA 不能区别是惰性癌症还是致命性癌症；许多人的前列腺癌是进展性的，检测 PSA 的变化可能有帮助；但是许多患者是低级别肿瘤，在一生中不会进展为严重疾病,那么检测 PSA 就有可能产生过度治疗。

目前仍没有绝对的证据证明检测 PSA 能够降低前列腺癌的死亡率。在 2009 年进行的关于前列腺癌检测的两个大型、随机、前瞻性试验得出了矛盾的结果。前列腺癌、肺癌、结直肠癌、卵巢癌检测的试验表明,前列腺癌相关的死亡率在每年进行 PSA 检测组与对照组之间没有显著的差异。检测组的死亡率为 2/(10 000 人/年),对照组为 1.7/(10 000 人/年)。一项前列腺癌检测的欧洲随机研究人员认为,PSA 的检测可使前列腺癌死亡率降低达 20%,但是与过度诊断的高风险有关。基于这些结果,主要的泌尿系外科学会认为目前进行大规模检测前列腺癌是不恰当的。

这一章节的主要目的是根据世界上已发表的数据总结新的肿瘤标志物及现代临床治疗方法,这可以提高 PSA 的特异性及帮助泌尿外科医生解决前列腺癌早期诊断的困境。

5.2 游离 PSA

由于一些良性前列腺疾病可引起 PSA 升高,故 PSA 缺乏特异性。使用免疫学方法检测的血清 PSA 是以分子量为 33 千道尔顿的非复合物的形式存在的,成为游离 PSA(fPSA),主要与血清蛋白酶抑制剂 α-1 抗糜蛋白酶形成复合物,称为 cPSA。总 PSA 等于 fPSA+cPSA。fPSA 与 tPSA 的比值被认为在区别前列腺癌与前列腺良性病变方面有重要帮助,尤其是 tPSA 值在 2~10ng/mL 时。一项包含了 41 个研究的荟萃分析表明,对于所有 PSA 水平而言,%fPSA 曲线下面积是 0.70,而 PSA 处于"灰色地带"时,曲线下面积降低到 0.68。20%的界限其敏感度和特异度分别为 92%和 23%。%fPSA 小于等于 15%时,阳性相似比为 1.0~4.0。罗德曼等人认为,tPSA 在 4~10ng/mL 时,%fPSA 的敏感性和特异性分别为 95%和 18%;在 PSA 小于 4ng/mL 的男性中发现前列腺癌的曲线下面积为 66.7%。

5.3 PSA 动力学

PSA 动力学包括 PSA 速度、PSA 倍增时间,它们可作为预测因子对进行手术治疗或放疗患者的预后进行预测[12]，但是在前列腺癌诊断方面，它们的使用受到限制。最理想的时间间隔和最佳的阈值有待确定。

5.4　proPSA 及其衍生物

　　tPSA 在 2~10ng/mL 时，没有标志物能够准确地预测组织活检的结果。对前列腺癌检测具有潜在重要诊断意义的血清学标志物，proPSA 或 PSA 前体出现了。proPSA 是 PSA 的前体，由 7 个氨基酸蛋白前导肽组成。另外血清中剪短的 proPSA 形式，主要由 5、4、2 种氨基酸组成的前导序列。随着具有耐[−2]proPSA 活化的前肽前导序列区的减小，被 hk2 和胰蛋白酶活化的 PSA 前导序列的裂解也会减少。[−2]proPSA 是肿瘤提取物中最相关的形式，免疫组化时癌细胞比良性细胞着色更强[13]。在前列腺癌早期诊断[14]及惰性前列腺癌与致命性前列腺癌的区分方面[15,16]，我们对[−2]proPSA 及其他的proPSA 的形式分别进行了单独研究及组合在一起进行研究。在一项 Sokoll等人[17]进行的回顾性研究中，选择 89 名 tPSA 在 2~10ng/mL 时前列腺穿刺的患者，对血清中的 PSA、%fPSA、[−2]proPSA%[−2]proPSA 进行测定。PSA的衍生物%[−2]proPSA 的曲线下面积最大为 0.73，随后为[−2]proPSA，其曲线下的面积为 0.65，而%fPSA 曲线下的面积为 0.53。敏感性为 90%时，%fPSA、[−2]proPSA/fPSA 的特异性分别为 18%和 41%。在一项观察性前瞻性研究中，Guazzoni 等[16]对 tPSA 在 2~10ng/mL 的前列腺癌患者和非前列腺癌患者进行研究，研究了[2]proPSA、%[−2]proPSA 和前列腺健康指数（P2PSA/fPSA×TPSA）的准确性。在一项单变量精确度分析中，%[−2]proPSA（AUC:75.7%）和 phi（AUC:75.6%）是前列腺癌活检中最精确的预测因子，其有效性远远超过%fPSA（AUC:57.9%）和 PSA 的密度（AUC:60.8%）。尤其是%[−2]proPSA 和 phi 比 tPSA 的前列腺癌检测精确性高很多。同样，在特异性为90%时，%[−2]proPSA（38%）和 phi（42%）的敏感性显著高于%fPSA（20.0%）、tPSA（51%）、PSA 密度（26.5%）。在多因素回归分析模型中包含有%[−2]proPSA 或 phi 分别导致预测精确度提高 10%和 11%。因此表明，%[−2]proPSA 和 phi 在临床实践中的应用，明显增加了我们诊断前列腺癌的能

表 5.1 Sokoll(2008) 和 Guazzoni(2011)研究结果的比较

研究	研究的 PSA 和 PSA 衍生物	研究人群	患者数	AUC	90%特异性的敏感性(%)
Sokoll et al. J Urol (2008)	tPSA	未做活检	89	0.52	
	%fPSA	2~10 ng/mL		0.53	18
	[−2]proPSA	PSA 范围		0.65	41
	%[−2]proPSA			0.73	
Guazzoni et al. Eur Urol (2011)	tPSA	DRE 阳性	268	0.53	5.1
	%fPSA	2~10 ng/mL		0.58	20.0
	[−2]proPSA	PSA 范围		0.59	
	%[−2]proPSA			0.76	38.8
	phi 指数			0.76	42.9

力,降低了不必要的活检次数。来自于两项研究[16,17]的数据在表 5.1 中列出。目前为止还可以明确的是,前列腺癌活检中使用的已确定临床参数,如 PSA、直肠指检、格林森评分,通常不能准确预测前列腺癌的进展。因此可以预计,PSA 同源物及其衍生物有助于医生鉴别惰性恶性肿瘤和致命性恶性肿瘤,使决策程序最佳。Sokoll 等[18]观察发现,[−2]pPSA 和%[−2]proPSA 与 tPSA 水平%2~10ng/mL 男性的格林森评分正相关。实际上,根据爱泼斯坦标准[19],与得非常大疾病的人相比,得重大疾病的人,其[−2]proPSA 和%[−2]proPSA 明显增高([−2]proPSA:12.0 比 89g/mL,$P<0.001$;%[−2]pPSA:1.66% 比 1.40%,$P=0.03$)。Guazzoni[16]也得出同样的结果,他确认[−2]proPSA 衍生物与前列腺癌的进展呈正相关。%[−2]proPSA 和 phi 是格林森评分大于 7 的前列腺癌最精确的预测因子,比患者年龄和%fPSA 更精确。此外,该作者[20]还发现,[−2]proPSA 及其衍生物是根治性前列腺切除术后病理特征的预测因子。在单因素变量分析中,%[−2]proPSA 及其衍生物是 T3 期和格林森评分大于等于 7 的前列腺癌最精确的预测因子。在多因素变量分析中,%[−2]proPSA 或 phi 预测病理结果的精确度由 2.4%增加至 6%。Pro-PSA 欧洲多中心研究,普罗米修斯项目重新启用所有这些数据[21]。

（1）[−2]proPSA（AUC:0.733）和 phi（AUC:0.733）在预测前列腺癌方面比 tPSA、fPSA 和%fPSA 更精确。

（2）采用%[−2]proPSA 和 phi 能够避免一些不必要的活检。

（3）[−2]proPSA 及其衍生物与前列腺癌的进展相关。

他们最终建议，对临床局限性前列腺癌患者在术前咨询中采用这些生物标记物，可以为患者提供最好的初期治疗，包括主动监测、根治性前列腺切除术、放疗、局部治疗。将这些 PSA 衍生物的局限性总结如下：

- 缺乏标准化；
- 要在 PSA 特定范围内（2~10ng/mL）使用它们；
- 总体 PSA 可能受前列腺良性疾病或医疗的影响；
- 没有一个理想的界限。

为了评估其真实的临床适用性还需要做大规模多中心前瞻性试验研究。

5.5　PCA3

前文已经指出，使用新的生物学标记物 PCA3 可以提高 PSA 检测前列腺癌的性能。Bussemakers 等[22]首次将 PCA3 描述为前列腺特异性非编码 RNA，其在 95%以上的前列腺肿瘤中过表达，与邻近的非恶性前列腺组织

表 5.2　PCA3 特征

患者情况	PCA3 结果
PCA 测定	Van Gils 等： 敏感性：61%.特异性：80 %. AUC: 0.70
此前活检阳性的患者	诊断准确性 > %fPSA，而且不取决于此前活检次数
PCA 特征	GS > 7 时 PCA3 > PCA 肿瘤组织<0.5 和不严重的肿瘤，PCA3<PCA
主动监测患者的选择	PCA 是选样肿瘤体积<0.5 和不严重肿瘤患者的可靠预测值
PCA 预计风险	PCA3 + PSA + DRE +年龄+种族+此前活检+前列腺活检：PCA 风险

相比。中位超标 64 倍[22,23]。由于 PCA3 在人类其他肿瘤中不表达,因此确定 PCA3 对前列腺癌具有特异性[23]。现已证实,PCA3 对患者不同情况都有所帮助:初次诊断、此前活检阳性、肿瘤的特征描述、主动监测患者的选择以及前列腺癌风险的评估(表 5.2)。最近的研究数据表明,PCA3 的敏感性范围为 47%~69%,特异性范围为 66%~83%,PPV 范围为 59%~97.4%,NPV 范围为 87.7%~98%,AUC 范围为 0.65~0.74[24]。欧洲和美国的前列腺重复活检研究有证据表明,PCA3 值能提高此前活检阴性患者的前列腺癌诊断特异性。Haese 等[25]表明,PCA3 值(截止值为 35)的诊断准确性比%fPSA(截止值为 25%)更高,而且 PCA3 值的诊断准确性不依赖于此前活检阴性的次数和血清总 PSA 水平。现在就可以获得 PCA3 与前列腺癌特征之间关系的数据。在 Auprich 等[26]的研究中,PCA3 值与以下 5 个独特病理学终点有关:前列腺体积小(<0.5mL)、不严重的前列腺癌,囊外受侵(ECE)、侵入精囊(SVI)格林森评分总和大于 7 分的进展性前列腺癌。PCA3 值在体积小的前列腺和不重要的前列腺癌中很低($P \leq 0.001$),但是在病理学确诊的 ECE($P=0.4$)或 SVI($P=0.5$)中也无明显升高。较高的 PCA3 值与进展性前列腺癌有关($P<0.001$)。除了当前的标准外,PCA3 值还可以有助于提高主动监测患者的选择。Ploussar 等[27]发现,PCA3 与小体积前列腺疾病(<0.5mL)($P<0.001$)和病理学确诊不严重的前列腺癌无关。与 PCA3 值<25 的人相比,PCA3$\geq$25 的人,患$\geq$0.5mL 和严重前列腺癌的风险增加三倍。在一项多变量分析中,考虑其他一些主动监测标准(活检标准、PSA 密度和 MRI 表现),高的 PCA3 值($\geq$25)是诊断对于肿瘤体积>0.5mL(OR:5.4,$P=0.010$)和严重前列腺癌(OR:12.7,$P=0.003$)的重要预测因子。最近的数据[28]表明,新的生物标志物 PCA3 能够成功地纳入风险评估的临床手段中,如同前列腺癌预防风险测试计算器(PCPT)。自从它于 2006 年出版以来,PCPT 计算器结合了 6 种前列腺癌风险因子(PSA、直肠指捡、年龄、种族、活检史和前列腺活检)。Ankerst 等[28]证实,当 PCA3 被纳入 PCPT 风险计算器时,诊断的准确性明显提高。基于这些综合结果,欧洲指南建议,应使用 PCA3 值结合 PSA 和列线图或其他的风险分层工具中的其他的临床风险因子,未做出有关首次或重复活检的决策。

5.6　PSA 和 5α 还原酶抑制剂

在讨论这个问题时，读者应该清楚地了解，选择一种最佳标志物体现出泌尿外科学家手法多么重要，这样才能把无痛性前列腺癌与进展性前列腺癌区分开，以便选择最佳治疗方案并避免过度诊断和过度治疗。最大的帮助来自对前列腺高危患者采用 5α 还原酶抑制剂（5ARI）。5ARI 已广泛用于治疗良性前列腺增生，通过抑制 5α 还原酶，进而阻止睾酮向双氢睾酮的转化。非那雄胺选择性抑制 Ⅱ 型 5α 还原酶，度他雄胺是 Ⅰ 型和 Ⅱ 型 5α 还原酶的双重抑制剂。前列腺癌检测中使用 5ARI 的基本原理依据是，它能抑制与 BPH 进展有关的 PSA 的产生，因此它能影响作为前列腺癌检测标记物 PSA 的有效性。最近的两项大型临床试验表明，5α 还原酶抑制剂的使用可以预防前列腺癌：度他雄胺减少前列腺癌事件（REDUCE）[29]和前列腺癌预防实验（PCPT）[30]。REDUCE 试验[29]中让 PSA 水平为 2.5~10ng/mL 且此前结果呈阴性的患者，每日口服度他雄胺 0.5mg 与安慰剂进行比较。终点是治疗 2~4 年后通过前列腺活检测定前列腺癌判断评分，存在肿瘤前病变和与良性前列腺增生相关的其他终点。Andariol 等推断，度他雄胺降低了活检检出的易发前列腺癌的风险：患 PCA 的治疗组为 659/3305（19.9%）；对照组为 858/3424（25%）。度他雄胺相对风险降低 22.8%（95% 可信区间：15.2~29.8，$P<0.001$）。他们注意到，根据活检中格林森评分两组之间有显著性差异；治疗组的 437 例肿瘤和对照组的 617 例肿瘤格林森评分为 5~6 分。其他结果：度他雄胺组中肿瘤前病变的病例数减少了，与前列腺增生相关的许多疗效有所改善。PCPT 的目标[30]是治疗 7 年后降低前列腺癌的患病率。他们的结论是，与安慰剂组相比非那雄胺组前列腺癌的患病率降低了 24.8%，而治疗级的高级别肿瘤（GS≥7）绝对数（280/757,37%）高于安慰剂组（237/1068,22.2%）。之后，他们还检测了前列腺癌中，非那雄胺对 PSA 的敏感性和 PSA 曲线下面积的影响，尤其是高级别前列腺癌（GS≥7）。与安慰剂组相比，非那雄胺组 PCA 的敏感性始终较高（95% 可信区间=34.2~41.4,53%（95% 可信区间=47.0~59.0）和 64.2%（95% 可信区间：53.8~74.6）。非

那雄胺组格林森的评分≥7分和≥8分的患者安慰剂组相比分别为24.0%(95%可信区间:21.5~26.5)、39.2%(95%可信区间:33.0~45.4)和49.1%(95%可信区间:35.9~62.3)。表5.3总结了这两项试验相比较的数据。

的确,非那雄胺对PSA敏感性的影响至少是高级别前列腺癌检出率提高的部分原因。因此,在非那雄胺治疗中,PSA较高病症检出率就高,高级新病变的危险性较高这一现象,预示着会人为地提高所治疗患者的高级别病症的检出率,有限制潜在公共健康利益的风险[31],这表明如果使用非那雄胺治疗,将引起前列腺增生患者PSA水平最大限度的降低,那么治疗组中PSA水平持续较高的患者更容易患前列腺癌。而且,较高水平的PSA也更有可能表明存在有高级别的前列腺癌。因此澄清应在PSA水平进行的调整是非常重要的,这样才能确保5α还原酶抑制剂的治疗应用并保持PSA作为前列腺癌标志物的有效性。

Andriole等[32]在他们的研究中想依据REDVCE试验数据评估度他雄胺是否会提高PSA对诊断治疗上重大前列腺癌的重大有效性。他们发

表5.3 REDUCE和PCPT研究结果的比较

效果 度他雄胺或非那雄胺组与 安慰剂组的P值比较	REDUCE	PCPT
患者数	3305	4579
	3424	5112
PCa	659/3305 (19 %)	695/4579 (15.2 %)
	858/3424 (25 %)	1111/5112 (21.7 %)
	$P < 0.001$	$P < 0.001$
格林森评分	437/3299 (13.2 %)	264/686 (38.5 %)
GS (5 or 6)/GS≥7	617/3407 (18.1 %)	240/1100 (21.8 %)
	$P < 0.001$	$P = 0.03$
格林森评分	220/3299 (6.7 %)	81/686 (11.8 %)
GS (7‐10)/GS≥8	233/3407 (6.8 %)	55/1100 (5 %)
	$P = 0.81$	$P = 0.71$

现,最好用活检前的最终 PSA 和 6 个月前的与最终的 PSA 变化量来诊断格林森评分为 7~10 分的肿瘤对治疗组和安慰组进行比较。PSA 增大,活检发现格林森评分为 7~10 分的临床上的肿瘤的可能性更多。最后他们还观察到度他雄胺治疗组 PSA6 个月从基线降低百分率并不能预测全部前列腺癌或前列腺癌的可能性。而且,Marberger[33]等依据 REDVCE 数据所得的结果还支持如下观点:在接受度他雄胺治疗的患者中,PSA 的动态变化准确反映了前列腺癌的生物学特性。通过抑制良性前列腺组织和惰性前列腺癌的 PSA,PSA 在达到最低点后的升高说明度他雄胺并不能控制其增长。这可能表明,服用度他雄胺的患者中,即使无 PSA 升高的高级别肿瘤也表现为惰性行为。随着时间的推移,没有出现小幅度升高是不具有意义的,需要用单次升高到相同方法接近治疗最低值。PSA 极小幅度(0.1~0.2ng/mL)的升高特别难以解释。因此,一些研究[34]对治疗中的患者如果 PSA 升高建议进行活检。最初的观察发现非那雄胺可使血清 PSA 水平 6 个月内降低约 50 名,因此接受 5α 还原酶抑制剂治疗的患者应采用双倍 PSA 进行临床决策[35]。Marks 等[34]建议,接受治疗的患者如果 PSA 从最低值增大了 0.3ng/mL 或更大,可以替代监测 PSA 的加倍原则。他们说,PSA 从最低值增大 0.3ng/mL 时进行活检,检查 PCa 的敏感性为 70%,特异性为 60%,与安慰组的 4.0ng/mL PSA 终点的特异性类似。

根据这两项实验的数据我们可以认为:

● 第一个 6 个月内 PSA 水平的降低程度为不能预测前列腺癌的诊断;

● 前 6 个月接受非那雄胺/度他雄胺治疗的患者,应当有一个新设定的 PSA 基线;

● 在使用非那雄胺/度他雄胺治疗中确定的 PSA 在最低水平上的任何增加可能表明患者有前列腺癌,尤其是高级别的前列腺癌;

● 用度他雄胺/非那雄胺治疗并不会干扰用 PSA 作为前列腺癌的辅助诊断工具;

● 对于担心前列腺癌的人(家族性疾病、PSA 异常、PSA 增加速度/加倍时间),可以考虑用非那雄胺/度他雄胺进行预防;

● 要强调指出的是,长期用度他雄胺(非那雄胺)治疗既有好处也有一定的副作用。

Freedland 在其论述[36]中回答了一些有争议的问题,并尽力协助临床医生在每天的诊疗中解决好以下 3 种不同的困境:用 5α 还原酶抑制剂治疗的患者如果 PSA 持续升高,建议再次进行前列腺活检;如果 PSA 稳定或下降建议不要进行二次活检;用 5α 还原酶抑制剂治疗的患者如果此前的活检结果为阴性,PSA(<0.5ng/mL)风险非常低,建议不要进行二次活检,虽然会漏诊一些高级别前列腺癌,但这些人 99%不会患有高级别前列腺癌。可以肯定的是 5α 还原酶抑制剂的治疗能够减少没必要行活检的人数。

5.7　前列腺活检的指征和范围

正确使用前列腺癌检测标志物之后,前列腺癌早期诊断的第二步是进行前列腺(PBx)组织学确诊。尽管经直肠超声引导下前列腺随机活检仍是前列腺癌诊断的金活检标准,但是据报道其漏诊率高达 30%。在过去几年中,有人提出了一些诊断前列腺癌更有效的活检方法。Hodge[37]首先提出六分位前列腺活检法之后,此方法多年来就一直成为标准方法,这种扩展的前列腺穿刺方法提高了前列腺癌的检出率。正如国家癌症综合网的定义,扩展的前列腺活检(EPBx),本质上是一块六分位模板外周至少还有 4 个核心位,它们是前列腺癌病发部位。据报道,外侧定向活检能够使发病率不高的前列腺癌检出率大约提高 25%[38-40]。然而,人们对如何确定最佳核心位孔的数量以及如何明确地确定前列腺活检的实际范围仍有争议。为了降低假阴性率有人建议增加核心位数量的活检方法(即"饱和活检"≥24),但使用该方法检出前列腺癌的概率为 30%~43%,而且与取样核心位数有关。第一次前列腺随机活检结果阴性后血清 PSA 水平持续升高的患者往往是前列腺饱和活检的主要对象。对血清 PSA 持续升高的患者仅进行随机重复活检表明,随着重复活检次数的增加阳性结果会逐渐降低,恶性肿瘤的检出率从第一次的 23%分别降到第 2、3、4、5 次穿刺的 17.6%、11.7%、8.7%和 0 [41]。对于前一次前列腺活检结果阴性即 PSA 水平持续升高的患者何时再行前列腺活检,目前尚无明确标准。如今,前列腺活检不仅是诊断前列腺癌的一种方法,而且它与影响临床决策的其他量数(包括肿瘤体积和格林森评分)是相关的。众所周知,前列腺体积是影响初次穿刺活检癌症预测因素之一,而且恶性肿瘤检出率和前列腺体积呈明显负相关关系[42]。最近有研究表明,对于前列腺体积为 30~40cm³ 的患者,14 部位活检优于 8 部位活检。如果前列腺体积>44cm³,检出恶性肿瘤的活检部位可能需要大于 14 位[43]。为了制订出最佳的治疗方案,获得与前列腺肿瘤真实病理特征尽可能接近的诊断是非常重要的。不同的研究表明,扩展的前列腺活检预测格林森评分的能力比标准的六分位活检要高(28%~48%)[44,45]。其他作者[46,47]认为,随着活检部位的增多,采样密度会更高,而且病理活检评估会更加精确,前列腺癌根治术后最终病理评估的升级风险会降低。对这种升级现象的一种可能解释是,归因于大体积前列腺更难准确确定格林森前列腺活检部位,以保持六分位活检方案。我们可以在前列腺癌预防实验[30]的结果中得到证实,与安慰剂组相比,非那雄胺组在活检中检出的高级别肿瘤数量更高,这是对前列腺体积变化的人为因素所致,而不是由于非那雄胺对高级别肿瘤发展的诱导效应。积极治疗组中前列腺体积的缩小使我们能更好地实施活检的格林森评分,从而明显减少升级现象。现已开发出了作为预后模型的预测图表[48],能预测发生明显升级的概率。现在,前列腺活检已成为选定进程主动监测患者所诊断的方法;因此预测图表已成为能确定前列腺癌形态学特征的预测模型的必要组成部分(表 5.4)。

表 5.4　在 REDUCE 和 PCPT 的研究中早期诊断前列腺癌 2.5ng/mL 终点的 PSA 特性

PSA	REDUCE		PCPT	
	度他雄胺组	安慰剂组	非那雄胺组	安慰剂组
敏感性	0.805	0.996	0.138	0.428
特异性	0.434	0.044	0.981	0.800
PPV	0.092	0.071		
NPV	0.969	0.993		

结论

总而言之,我们坚信泌尿科学会一定要努力工作,找到一个更好的标志物或医学方法来帮助临床医生进行前列腺癌的早期诊断,并且最终能够将影响或不影响患者自然寿命的肿瘤区分开。而且,我们需要更敏感的和更准确的成像模式来指导前列腺活检并发现早期前列腺癌。

参考文献

1. Boyle P, Ferlay J (2005) Cancer incidence and mortality in Europe 2004. Ann Oncol 16 (3):481–488
2. Jemal A, Siegel R, Ward E et al (2008) Cancer statistics, 2008. CA Cancer J Clin 58(2):71–96
3. Collin SM, Martin RM, Metcalfe C et al (2008) Prostate-cancer mortality in the USA and UK in 1975–2004: an ecological study. Lancet Oncol 9(5):445–452
4. Catalona WJ, Richie JP, Ahmann FR et al (1994) Comparison of digital rectal examination and serum prostate specific antigen in the early detection of prostate cancer: results of a multicenter clinical trial of 6,630 men. J Urol 151(5):1283–1290
5. Thompson IM, Pauler DK, Goodman PJ et al (2004) Prevalence of prostate cancer among men with a prostate-specific antigen level < or =4.0 ng per milliliter. N Engl J Med 350(22):2239–2246
6. Schroder FH, Roobol MJ (2009) Defining the optimal prostate-specific antigen threshold for the diagnosis of prostate cancer. Curr Opin Urol 19:227–231
7. Ilic D, O'Connor D, Green S et al (2007) Screening for prostate cancer: a Cochrane systematic review. Cancer Causes Control 18(3):279–285
8. Andriole GL, Crawford ED, Grubb RL et al (2009) Mortality results from a randomized prostate-cancer screening trial. N Engl J Med 360:1310–1319
9. Schröder FH, Hugosson J, Roobol MJ et al (2009) Screening and prostate-cancer mortality in a randomized European study. N Engl J Med 360:1320–1328
10. Lee R, Localio AR, Armstrong K, Free PSA Study Group et al (2006) A meta-analysis of the performance characteristics of the free prostate-specific antigen test. Urology 67(4):762–768
11. Roddam AW, Duffy MJ, Hamdy FC et al (2005) Use of prostate-specific antigen (PSA) isoforms for the detection of prostate cancer in men with a PSA level of 2–10 ng/ml: systematic review and meta-analysis. Eur Urol 48:386–399
12. Maffezzini M, Bossi A, Collette L (2007) Implications of prostate-specific antigen doubling time as indicator of failure after surgery or radiation therapy for prostate cancer. Eur Urol 51 (3):605–613, Discussion 613
13. Chan TY, Mikolajczyk SD, Lecksell K et al (2003) Immunohistochemical staining of prostate cancer with monoclonal antibodies to the precursor of prostate-specific antigen. Urology 62 (1):177–181
14. Mikolajczyk SD, Catalona WJ, Evans CL et al (2004) Proenzyme forms of prostate-specific antigen in serum improve the detection of prostate cancer. Clin Chem 50:1017
15. Catalona WJ, Bartsch G, Rittenhouse HG et al (2004) Serum proprostate specific antigen

preferentially detects aggressive prostate cancers in men with 2 to 4 ng/ml prostate specific antigen. J Urol 171:2239

16. Guazzoni G, Nava L, Lazzeri M et al (2011) Prostate-specific antigen (PSA) isoform p2PSA significantly improves the prediction of prostate cancer at initial extended prostate biopsies in patients with total PSA between 2.0 and 10 ng/ml: results of a prospective study in a clinical setting. Eur Urol 60(2):214–222

17. Sokoll LJ, Wang Y, Feng Z et al (2008) [-2]proenzyme prostate specific antigen for prostate cancer detection: a national cancer institute early detection research network validation study. J Urol 180(2):539–543

18. Sokoll LJ, Sanda MG, Feng Z et al (2010) A prospective, multicenter, national cancer institute early detection research network study of [-2]proPSA: improving prostate cancer detection and correlating with cancer aggressiveness. Cancer Epidemiol Biomarkers Prev 19:1193–1200

19. Epstein J, Walsh P, Carmichael M et al (1994) Pathologic and clinical findings to predict tumor extent of nonpalpable (stage T1c) prostate cancer. JAMA 27:368–374

20. Guazzoni G, Lazzeri M, Nava L et al (2012) Preoperative prostate-specific antigen isoform p2PSA and its derivatives, %p2PSA and prostate health index, predict pathologic outcomes in patients undergoing radical prostatectomy for prostate cancer. Eur Urol 61(3):455–466

21. Lazzeri M, Haese A, Abrate A et al (2013) Clinical performance of serum prostate-specific antigen isoform [-2]proPSA (p2PSA) and its derivatives, %p2PSA and the prostate health index (PHI), in men with a family history of prostate cancer: results from a multicentre European study, the PROMEtheuS project. BJU Int 112(3):313–321

22. de Kok JB, Verhaegh GW, Roelofs RW et al (2002) DD3(PCA3), a very sensitive and specific marker to detect prostate tumors. Cancer Res 62:2695–2698

23. Hessels D, Klein Gunnewiek JM, van Oort I et al (2003) DD3(PCA3)-based molecular urine analysis for the diagnosis of prostate cancer. Eur Urol 44:8–15

24. Roobol MJ, Schröder FH, van Leeuwen P et al (2010) Performance of the prostate cancer antigen 3 (PCA3) gene and prostate-specific antigen in prescreened men: exploring the value of PCA3 for a first-line diagnostic test. Eur Urol 58(4):475–481

25. Haese A, de la Taille A, van Poppel H et al (2008) Clinical utility of the PCA3 urine assay in European men scheduled for repeat biopsy. Eur Urol 54(5):1081–1088

26. Auprich M, Chun FK, Ward JF et al (2011) Critical assessment of preoperative urinary prostate cancer antigen 3 on the accuracy of prostate cancer staging. Eur Urol 59(1):96–105

27. Ploussard G, Durand X, Xylinas E et al (2011) Prostate cancer antigen 3 score accurately predicts tumour volume and might help in selecting prostate cancer patients for active surveillance. Eur Urol 59(3):422–429

28. Ankerst DP, Groskopf J, Day JR et al (2008) Predicting prostate cancer risk through incorporation of prostate cancer gene 3. J Urol 180:1303–1308

29. Andriole GL, Bostwick DG, Brawley OW et al (2010) Effect of dutasteride on the risk of prostate cancer. N Engl J Med 362(13):1192–1202

30. Thompson IM, Goodman PJ, Tangen CM et al (2003) The influence of finasteride on the development of prostate cancer. N Engl J Med 349:215–224

31. Thompson IM, Chi C, Ankerst DP et al (2006) Effect of finasteride on the sensitivity of PSA for detecting prostate cancer. J Natl Cancer Inst 98(16):1128–33

32. Andriole GL, Bostwick D, Brawley OW et al (2011) The effect of dutasteride on the usefulness of prostate specific antigen for the diagnosis of high grade and clinically relevant prostate cancer in men with a previous negative biopsy: results from the REDUCE study. J Urol 185 (1):126–131

33. Marberger M, Freedland SJ, Andriole GL et al (2012) Usefulness of prostate-specific antigen (PSA) rise as a marker of prostate cancer in men treated with dutasteride: lessons from the

REDUCE study. BJU Int 109(8):1162–1169

34. Marks LS, Andriole GL, Fitzpatrick JM et al (2006) The interpretation of serum prostate specific antigen in men receiving 5alpha-reductase inhibitors: a review and clinical recommendations. J Urol 176(3):868–874

35. Gormley GJ, Stoner E, Bruskewitz RC et al (1992) The effect of finasteride in men with benign prostatic hyperplasia. The Finasteride Study Group. N Engl J Med 327:1185–1191

36. Freedland SJ, Andriole GL (2011) Making an imperfect marker better. Eur Urol 59(2):194–196

37. Hodge KK, McNeal JE, Terris MK et al (1989) Random systematic versus directed ultrasound guided transrectal core biopsies of the prostate. J Urol 142(1):71–74

38. Meng MV, Franks JH, Presti JC Jr et al (2003) The utility of apical anterior horn biopsies in prostate cancer detection. Urol Oncol 21:361–365

39. De la Taille A, Antiphon P, Salomon L et al (2003) Prospective evaluation of a 21-sample needle biopsy procedure designed to improve the prostate cancer detection rate. Urology 61:1181–1186

40. Eskew LA, Bare RL, McCullough DL (1997) Systematic 5 region prostate biopsy is superior to sextant method for diagnosing carcinoma of the prostate. J Urol 157:199–202

41. Zackrisson B, Aus G, Bergdahl S et al (2004) The risk of findings focal cancer (less than 3 mm) remains high on re-biopsy of patients with persistently increased prostate specific antigen but the clinical significance is questionable. J Urol 171:1500–1503

42. Djavan B (2006) Prostate biopsies and Vienna nomograms. Eur Urol Suppl 5:500–510

43. Inahara M, Suzuki H, Kojima S et al (2006) Improved prostate cancer detection using systematic 14-core biopsy for large prostate glands with normal digital rectal examination findings. Urology 68:815–819

44. San Francisco IF, DeWolf WC, Rosen S, Upton M, Olumi AF (2003) Extended prostate needle biopsy improves concordance of Gleason grading between prostate needle biopsy and radical prostatectomy. J Urol 169:136–140

45. King CR, McNeal JE, Gill H et al (2004) Extended prostate biopsy scheme improves reliability of Gleason grading: implications for radiotherapy patients. Int J Radiat Oncol Biol Phys 59:386–391

46. King CR, Patel DA, Terris MK (2005) Prostate biopsy volume indices do not predict for significant Gleason upgrading. Am J Clin Oncol 28:125–129

47. Freedland SJ, Kane CJ, Amling CL, SEARCH Database Study Group et al (2007) Upgrading and downgrading of prostate needle biopsy specimens: risk factors and clinical implications. Urology 69:495–499

48. Chun FK, Briganti A, Shariat SF et al (2006) Significant upgrading affects a third of men diagnosed with prostate cancer: predictive nomogram and internal validation. BJU Int 98:329–334

第 6 章

初始诊断中的现代成像技术：放射科医生在多学科综合治疗中的作用

6.1 引言

尽管目前在前列腺癌(PC)的诊断和治疗方面取得了很多进展,但前列腺癌仍然是男性癌症相关死亡的首要原因之一。因此,准确的诊断与恰当的治疗至关重要。传统的前列腺癌诊断依赖于直肠指诊(DRE)、临床分期和血清前列腺特异抗原(PSA)的测定,进一步行经直肠超声(TRUS)引导下活检。然而,PSA 特异性很低并且预测价值有限。因此很多活检结果肿瘤会是阴性的。此外,采用目前的活检方案只取前列腺很小的一部分作为样本,因而容易漏诊重要的病变部位。随机经直肠超声引导下活检会漏诊约30%的癌病变,其中23%为前列腺癌的高风险[1]。现在,临床医生的诊疗决断确实不能仅仅依靠血清 PSA 水平、直肠指诊和经直肠超声引导下活检的结果,还要依靠影像学发现。近年来,已研发出多种成像模式,用以改进早期前列腺癌的诊断、分期和定位。常规经直肠超声主要用于引导前列腺活检。对比增强超声(CEUS)依据的假设是,前列腺癌组织富含血管,在经静脉注射一种微泡囊对比剂后更容易检出。实时弹性成像(RET)与常规经直肠超声相比似乎具有更高的敏感性(Se)、特异性(SPe)和阳性预测价值(PPV)。然而,这一方法仍有待于进一步验证。

CT 在前列腺癌的诊断中几乎没有作用,并且其所起的作用仅限于检出淋巴结和远处转移。PET/CT 分子成像系统提高了其前列腺癌分期的能力。

最近,多参数磁共振成像(mp-MRI)引起了很大的关注,它将解剖学 T2 加权(T2W)、弥散加权成像(DWI)、动态对比增强(DCE)成像和磁共振波谱成像(MRSI)结合在一起。多参数磁共振成像提供的解剖学、生物学和功能的综合信息,预示着它将成为提高前列腺癌诊断敏感性、特异性和准确性的影像学工具。

6.2 超声检查

6.2.1 常规经直肠超声

应用广泛以及费用相对较低使 TRUS 成为临床使用最广泛的前列腺检查成像方法。它主要用于测定前列腺体积以及引导活检;然而,普遍认为这种方法不足以用于前列腺癌的诊断或分期。常规(灰标)TRUS 在检测前列腺癌病灶方面并不是可靠的工具,因为至少有 40% 的前列腺癌与周围健康的腺体组织呈等回声所以无法检出,这也解释了 TRUS 检测前列腺癌的低敏感性和准确性[2]。传统 TRUS 作为一种影像学方法的检出率为 11%~35%[3]。另一个缺点是以超声为基础的检查方法高度依赖于操作者,会影响其说明性和可重复性。因此,常规 TRUS 并不作为常规方法用于前列腺定向活检,而是用于引导系统活检。到目前为止,经直肠超声引导下灰标活检仍是多年来前列腺癌的诊断标准,该方法取样 6~12 个核心值,每个六分位取样 1~2 个。超声图像能够很好地引导医生观察前列腺的形状和边界,但是对于内部的腺体组织提供的信息有限并且几乎不能提供局部病变的信息或者说没有细节信息。由于进行六分位活检时对于癌变组织的漏检率最高可达 30%,因此对于饱和活检这种方法已经拓展到 45 个核心位[1]。虽然增加核心位数似乎可以提高每位患者的前列腺癌检出率，但必须仔细考虑多达 45 针具有极大侵入性的放置方法。

6.2.2　实时弹性成像(RTE)

TRUS 引导下活检对于前列腺癌检测的准确性和检出率可以通过 RTE 得到提高。RTE 的依据是检测手动施压和放松时组织顺应性的变化，并利用了癌变组织的力学性能，例如高细胞密度和血管密度导致的硬度增加。最近一项对 139 例患者的研究显示，RTE 定向活检每核心位的检出率要高于随机 TRUS 引导下活检。随机活检比仅用 RTE 检出的癌症多 3 倍以上，提示 RTE 定向活检应作为辅助角色而非取代随机活检方法[4]。另一项关于 109 例已知患有前列腺癌，但尚未活检的患者的队列研究对 RTE 进行了评估[5]。在全增强相关情况下，发现其敏感性和特异性分别为 75.4% 和 76.6%。Brock 等[6]在一项大队列研究中，将 353 例临床疑似前列腺癌患者分组至灰标 TRUS 引导下活检组或 RTE 引导下活检组，保持 10 个核心位的系统活检设计，结果显示，RTE 引导下活检的癌症检出率更高(51.1% 比 39.4%)，然而整体敏感性较低。

剪切波弹性成像是 RTE 的未来发展方向之一，这一方法中超声探头发出声学脉冲来产生设计好的剪切波，从而能对组织进行定量评估。相较于常规超声弹性成像方法，这项新技术被认为对操作者的依赖性更小。这种方法早期被体外[7]和体内[8]应用于 53 例患者以辨别前列腺癌结节，发现其具有高敏感性和特异性。需要进行大量样本患者队列研究来探讨这种新兴成像技术的可靠性。

6.2.3　对比增强超声(CEUS)

有报道认为，采用静脉注射微泡对比剂的对比增强 TRUS 能够提高前列腺癌检出率，这是因为肿瘤组织的血供增加[9]。由于肿瘤通常都伴有增快的血流，因而能够进行针对性的前列腺活检。但是，这种方法受到良性前列腺增生和前列腺炎高血管化的限制，因为这会导致假阳性结果。在一项对 100 例男性患者的研究中，Mitterberger 等[10]比较了对比增强彩色多普勒超声定向 5 个核心位活检与 10 个核心位系统活检的检出率。研究者发现,定向活检的检出率(16%)明显高于系统活检(13%)。在这个小组的一项更近期的研究中[11],对 1776 例男性患者进行了首次或重复活检,从外周带(PZ)的血供区域取得的 5 个核心位定向活检样本的检出率(26.8%)明显高于 10 个核心位系统活检(23.1%)。

一项近期研究联合了 CEUS 和 RTE。在 86 例前列腺癌患者中,RTE 检出前列腺癌的敏感性是 49%,特异性是 74%。联合应用 RTE 和 CEUS 将单独应用 RTE 的假阳性率从 34.9%降低至 13.3%,并且将癌症阳性检出率从 65.1%提高至 89.7%[12]。

6.3　正电子发射断层显像/计算机断层成像

尽管 CT 在分辨率、成像速度和对比增强 CT 扫描方案(包括 CT 灌注)方面有很多发展,但由于在前列腺检查方面其空间和对比分辨率不足,使得其无法用于临床早期前列腺癌的检出[13]。CT 唯一的作用在于对前列腺癌的淋巴结和远处转移的分析[14]。

相反,PET/CT 可能在前列腺癌的早期诊断方面有一定作用,不过它的主要作用在于对淋巴结和骨转移的诊断。

FDG-PET 在前列腺癌早期诊断中的作用有限,不仅因为前列腺肿瘤细胞对 FDG 的低摄取,还在于尿液中排泄的 FDG 很高。事实上,FDG 会在膀胱中富集并且可能掩盖原有的前列腺癌病灶或者局部淋巴结转移。另外,FDG 还会被非恶性病变[如良性前列腺增生(BPH)和前列腺炎]的前列腺组织急切摄取。

^{11}C-胆碱对于原发前列腺癌的检出具有更高的提示作用。实际上,^{11}C-胆碱在盆腔仅被前列腺组织摄取并且这种特性会被肿瘤组织保留。这种放射示踪剂的主要优点是它的血液清除快(约 5 分钟),而且前列腺组织摄取也快(3~5 分钟)。这样就能够在放射示踪剂排泄至尿液之前进行早期成像。因此可以在明显的排泄活动成为潜在的影响因素之前对盆腔进行观察,此时,前列腺是盆腔内唯一明显摄取示踪剂的区域。不幸的是,^{11}C 半衰期为

20 分钟，从而限制了用 ^{11}C-胆碱来对准同步回旋加速器的中心。相反，^{18}F 的半衰期较长(大约 110 分钟)，这就使 ^{18}F 氟代胆碱可以在不用回旋加速器的情况下输送至中心。此外，^{18}F 比 ^{11}C 的正电子范围更小，因此能产生质量稍高的图像。但是，^{18}F-胆碱比 ^{11}C-胆碱的尿液排泄率高[15]。

依据患者的分析研究效果为 ^{11}C-胆碱 PET/CT 对患者未经治疗的前列腺癌的局部检出敏感性为 55%~100%，特异性为 43%~87%，准确性为 60%~84%[16]。敏感性与病变大小有关。Martorana 等[17]证明，对于>5mm 的病变检出敏感性为 83%，而对于<5mm 的病变检出敏感性仅为 4%。这并非意外发现，因为临床 PET 扫描仪的空间分辨率约为 5mm。前列腺癌检出的特异性较低与前列腺高级别上皮内瘤样变、前列腺癌、良性前列腺增生、膀胱底部或尿道中的尿液排泄活动以及前列腺周围正常组织(主要是骨盆肌肉和直肠)的摄取有关[18]。

依据患者的分析研究显示，^{18}F 氟代胆碱 PET/CT 对未经治疗的前列腺癌的局部检出敏感性为 64%~100%，特异性为 47%~90%[16]。

6.4　磁共振成像

6.4.1　mp-MRI

传统上磁共振成像主要用于活检确诊的前列腺癌的分期。它在 T3 期病变的检测、放疗方案的制订以及手术治疗方面具有确定的作用。目前,前列腺多参数磁共振成像在前列腺癌的诊断、分期和疗效评价方面的应用越来越多。

多参数磁共振成像检查通常联合应用 T2W、DWI 和 DCE 成像。某些机构还联合应用 MRSI，这能够有效补充代谢评估信息。装在 1.5T 或 3.0T 磁铁以及使用或不使用直肠线圈(ERC)的多参数磁共振成像目前是对所有男性进行前列腺成像的首选推荐方法。

近年来的研究表明,即使不应用 ERC,前列腺 3T 磁共振成像仍然能够提供足够高的图像质量[19]。目前的欧洲共识中并未将 ERC 列入多参数磁共振成像的基本设备[20]。然而 ERC 能提高信噪比,这可以用于获得更高的空间细节和对比度。Heijmink 等[21]对 46 例 RP 前的患者进行了分析研究,这些患者接受了仅使用体阵线圈(BAC)以及同时应用 BAC 和 ERC 的 3T 检查,结果显示使用 ERC 成像的图像质量、定位和分期能力明显高于 BAC 成像。

为了系统且标准化的解释 mp-MRI 中不同参数在癌症检测中的提示作用,一种类似能力应用于乳腺影像诊断(BI-RADS)的评分系统已批准用于(PI-RADS)。在这个评分系统中,每一种成像技术(T2W、DWI、DCE 和 MRSI)按五分评分制进行评分,并且与外周带和移行带的 T2W 进行分别描述。另外,每一处病变均确定一个总分,以便预测它的临床意义[22](图 6.1)。

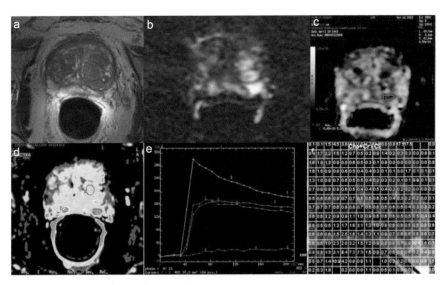

图 6.1 一位 63 岁患者的磁共振成像,其前裂缘特异性抗原(PSA)已从 3.8ng/mL(2012 年)进展到 4.9ng/mL(2013 年)。(a)高分辨率轴位 T2 加权快速自旋回波图像显示,从外周带肢体中心有一局部低度区,但没有向外扩展,记 4 分。(b)轴位 DWI 图像,b 值为 3000mm²/s,以及(c)ADC 图。均显示在低强化症状区呈现局限性扩散现象。(d)彩色 DCT-MR 图显示低验化区明显增强,呈 3 型信号强度曲线(e),记 4 分。(f)1H 磁共振分光成像显示,形态的功能交替的 MRI 区域,胆碱+肌碱与构成酸峰值积分比大于 1,记 5 分。该病症的总分为 PI-RADS。现可能临床明显的癌症。(见彩插)

此外，目前的 PET/MRI 同步成像系统已被引进到临床实践中。PET/MEI 成像能够提供结构、代谢和功能的综合成像信息，这些信息可能会影响患者的治疗和预后。用合适的示踪剂同步获得 mp-MRI 和 PET 图像可能对于识别最佳活检部位具有独特的应用价值，因而这能降低假阴性率并减少重复活检[23,24]。

6.4.1.1　T2 加权成像

T2W 能够提供优良的软组织对比度以及前列腺区域解剖的清晰轮廓[25]。大多数前列腺癌在正常外周带的 T2 高信号背景下呈 T2 低信号，因为前列腺癌组织失去了正常的腺体形态。但是，前列腺内的 T2 低信号并不一定提示为前列腺癌，因为前列腺其他的良性病变，例如前列腺炎、良性前列腺增生、瘢痕或治疗后改变（即放疗和去激素治疗）、活检后出血，也可以有类似的低信号。T2W 还可以评价肿瘤是局限在器官内还是扩散至前列腺囊以外。囊外扩散（ECE）的检测对于术前分期非常重要，因为这会将患者的分期提升至 T3a 期，从而需要用更积极的治疗方案。T2W 上的 ECE 通常表现为肿瘤直接扩散至前列腺周围的脂肪组织，但是 ECE 并非在所有情况下都很明显；此时，需要寻找间接征象，包括神经血管束的不对称、包膜模糊或回缩以及直肠前列腺角消失。精囊受侵（SVI）时表现为正常精囊高信号内有低信号缺陷（图 6.2）。

据报道，单独应用 T2W 检测前列腺癌的敏感性和特异性范围很大（报道的敏感性为 27%~100%，特异性为 32%~99%），分期也是如此（报道的敏感性为 14%~100%，特异性为 67%~100%）[26]。Kim 等[27]的一项近期研究显示，在高场强（即 3T）下单独应用 T2W 检测直径大于 1.0cm 的肿瘤病变的准确性为 80%~90%。而对于较小的肿瘤 T2W 的准确性会大大降低[28]。关于 ECE 的评价，Bloch 等[29]在对 108 例患者的队列研究中评价了 T2WI 及 DCE 在前列腺癌分期中的作用，发现 ECE 的总结敏感性、特异性、阳性预测值和阴性预测值分别为 75%、92%、79% 和 91%。精囊内的钙化或凝块以及单侧萎缩的表现可能类似于精囊受侵。在这种情况下，T2W 与 DCE 和 DWI 联合应用会有帮助。除了病变检测和分期，T2W 还可以提供病变大小的信息，这可能对选择最佳治疗方案很重要。

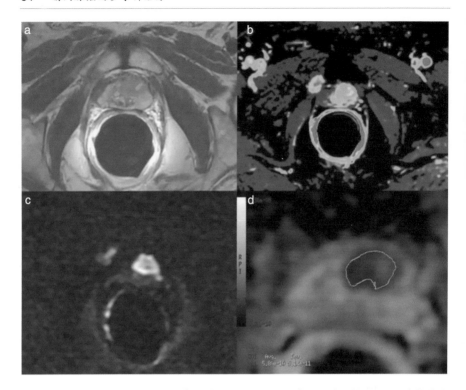

图 6.2　一位 75 岁男性的 MR 影像，其 TRUS 引导下活检 50％为阴性，PSA 血清化分为 32ng/mL，PCa3＝62。(a)高分辨率轴位 T2 加权快速自旋回波影像显示，中心轴位有一处椭圆形局灶性低强度病灶，扩展到前囊以外。(b)彩色 DCE–MR 可显示低强度区的轻度增强。(c)b 值为 3000mm²/s 的轴位 DWI 影像，(d)ADC 图，显示是在 T2 加权影像上检测出的低强度区内的局限性扩散现象。在根治性前列腺切除术后报道的病理产生了中心区肿瘤。(见彩插)

6.4.1.2　弥散加权成像(DWI)

依据的是 DWI 以回波平面序列，反映了水分子在组织的三个空间方向上的扩散情况，其在前列腺癌的细胞密集结构中会降低。DWI 可以用于检测前列腺癌，因为恶性肿瘤的 ADC 值比非癌症前列腺组织低。外周带的前列腺癌相比正常外周带在 DWI 呈高信号，而在 ADC 呈低信号。近期有证据显示,前列腺癌的格林森评分越高扩散性越低(低 ADC 值)[30]。该发现提示,将来这种方法可能会成为癌症病理分级的非侵入性检测方法。目前,通常认为 ADC 值小于 $1 \times 10^{-3} mm^2/s$ 将提示为癌症的可能[31]。将 DWI 加入标准成像方案明显提高了 MRI 检测前列腺癌的总体效力[32]。

扩散张量成像(DTI)是另一种回波平面成像技术,通过探测水分子的扩散率来绘制亚毫米级的神经纤维走行,不同于 DWI,只强调水分子在组织内几个空间方向上的扩散率。到目前为止,DTI 纤维追踪法在前列腺周围神经丛的神经束显影中已取得了满意结果。这对于指导应用筋膜内或筋膜外的自动方案进行保留神经的手术很有应用价值,从而能保证术后勃起功能的恢复[33]。

6.4.1.3　动态对比增强成像(DCEI)

DCE 包括在将对比剂(比如低分子量的钆螯合物)引入前列腺组织期间采集 T1 加权序列的连续图像。钆基对比剂的药代动力学使其在前列腺癌和良性组织中产生不同的强化模式。该技术依据的是对新生血管形成的评估,这是肿瘤的固有特征。DCE 的参数常可进行定性和定量评估。主要的 DCE 参数可评估对比剂峰值时间(TTP)、对比增强曲线的最大斜率(MaxSlope)以及对比增强曲线下的面积(AUC)。前列腺癌的特征是 TTP 短、MaxSlope 高和 AUC 值高[34]。但是,良性前列腺增生结节和炎症也可见异常强化模式,这使得对中央叶的评价变得困难[35]。另外,小的以及低级别的肿瘤病变在 DCE 中常常不会显示出异常的强化模式[36]。进行肿瘤检测时,单独应用 DCE 的敏感性和特异性范围分别为 46%~96% 和 74%~96%。Puech 等最近研究分析了用于识别和定位前列腺内癌症病灶的 DCE 强化模式与肿瘤组织学体积之间的关系。对于任意体积的肿瘤病灶,DCE 的检出敏感性和特异性分别为 32% 和 95%。对于大于 0.5mL 的肿瘤病灶,敏感性和特异性分别为 86% 和 94%,AUC 是 0.874[37]。移行带(TZ)对于肿瘤检测来说是具有挑战的区域,因为良性前列腺增生常表现为早期明显强化,很像恶性肿瘤。不过,与外周带肿瘤相似的是,移行带肿瘤也表现为早期对比剂流出,这在良性前列腺增生结节中并不多见。尽管如此,在 T2 加权结果的基础上解释移行带的 DCE 表现还是很重要的。良性前列腺增生结节通常以清晰的包膜界限以及类似圆形的表现为特征,良性前列腺增生结节中包含癌变是不常见的。

与单独应用某一项技术相比,DCE 的空间分辨率相对较低,因此必须联合应用 T2 加权来提高前列腺癌的诊断和局部分期(总体分期准确性 AUC 95%)[38]。通过 T2W 和(或)DWI,DCE 在确定精囊受侵方面起到关键作用。如果疑似精囊病变早期强化则高度提示受侵。据 Ogura 等[39]报道,精囊的早期明显强化对精囊受侵的诊断准确率为 97%。

6.4.1.4　1H 波谱成像

MRSI 是用于评价前列腺组织代谢的有效方法。3D MRSI 中获取的每一个感兴趣量(体积单元)都包含一个代谢波谱,显示出代谢物相对浓度,比如枸橼酸(Ci)、肌酸(Cr)和胆碱(Cho)。前列腺癌的特征是 Cho 水平升高而 Ci 水平降低,而正常的前列腺组织含有高水平的 Ci 以及相对低水平的 Cho 和 Cr。因此,Cho+Cr/Ci 和 Cho/Ci 的升高是前列腺癌的标志。然而某些良性病变,比如前列腺炎和活检后改变,也会导致该比值的升高[40]。

对 MRSI 已进行了数十年的研究,而且显示其与 T2W 联合应用有助于肿瘤体积的评估和肿瘤定位。然而,近期美国大学放射影像网所进行的一项多中心前瞻性研究显示,评价了联合应用 ERC MRI 和 MRSI 的优势,得出的结论是单独应用 T2W 与联合应用 T2W-MRSI 对外周带肿瘤定位的准确性相似(AUC 分别为 0.60 和 0.58;$P>0.05$)[41]。此外,近期 Selnaes 等[42]的研究发现,联合应用 T2W、MRSI 的准确性优于单独应用 T2W,其 AUC 分别为 0.90 和 0.85。将 MRSI 加入 mp-MRI 的主要优势是其特异性[43]。

6.4.1.5　影像引导下定向活检

mp-MRI 检查在确认 PSA 水平持续升高而 TRUS 引导活检阴性的患者的前列腺癌疑似病灶进行重复活检方面取得了满意结果。

Panebianco 等在一项对 150 例首次 TRUS 引导下活检阴性的患者所进行的前瞻性随机试验中发现,联合应用 MRSI 和 DCE 对前列腺癌的检出敏感性为 93.7%,特异性为 90.7%,阳性预测值为 88.2%,阴性预测值为 95.1%,准确性为 90.9%[44]。

　　Bussetto 等在一项对 171 例前列腺活检阴性而血清 PSA 水平持续升高的患者进行的前瞻性研究中,评估了 mp-MRI 和前列腺癌基因 3(PCA3)检测在识别前列腺癌方面的作用。PCA3 检测的敏感性和特异性以及 mp-MRI 的敏感性和特异性分别为 68%和 49%以及 74%和 90%,因此断定 mp-MRI 提高了 PCA3 检测的准确性和敏感性[45]。Sciarra 等对 180 例队列患者群体的研究也显示,对于此前活检阴性且 PSA 水平持续升高的患者,应用 mp-MRI 确定适于重复活检的部位可以明显提高 PCA3 检测在前列腺癌诊断中的敏感性[46]。

　　可以用 mp-MRI 提供的数据来制订经会阴磁共振引导下活检(MRGB)的计划。所有孔内穿刺活检操作依据的都是磁共振,因活检前的磁共振成像来定位目标,用实时磁共振成像通过图像确认来引导和控制所有操作步骤。孔外穿刺活检是用超声引导并控制操作。Penzkofer 等[47]的研究结果显示,到目前为止穿刺 MRGB 仍然是很可靠,也是相对简便的方法,在 ADC 和 DCE 的阳性位点进行定向活检的阳性病变检出率更高。

　　因为孔内穿刺活检需要用磁共振扫描仪,以及宝贵的设置时间,而且由于有磁场危险,因此需要较高的组织管理费用。因此,磁共振引导下前列腺孔内穿刺活检既耗费时间又花费昂贵。但是,这确实是能在取样之前对病变和穿刺针进行成像的唯一方法,从而也是唯一的真正影像定位活检。对这一困境提出的一个解决方案是"孔外"法,将术前此前列腺磁共振成像数据与 TRUS 引导活检相融合,这样就把磁共振成像的检测能力和相对简便的 TRUS 操作结合在一起[47]。最直接的 TRUS/MRI 引导活检方法是认知融合,即预先进行磁共振成像定位可疑病变,然后再进行 TRUS 引导下活检[47]。除了磁共振扫描仪和常规 TRUS 活检仪器外不需要其他专用设备[48]。尽管认知融合似乎改进了穿刺活检方案,但研究者还是研发出一些更复杂的设备以用于 MRI/TRUS 融合,可以用不同的方法将操作中的超声坐标与磁共振坐标配对[47]。Pinto 等[49]在对 101 例患者的研究中通过飞利浦 TRUS/MRI 系统从影像学角度将患者分为三个不同风险级别(低、中和高)。所有患者都接受了 12 芯标准系统活检以及 MRI/TRUS 融合前列腺活检。低、中、高风险组的癌症检出率分别为 27.9%、66.7%和 89.5%。MRI/TRUS 融合引导前列腺活检每芯阳性检出率要高于标准 12 芯法(20.6%比 11.7%)。Sonn 等[50]最近的一项研究证明,TRUS/MRI 活检发现癌症的可能性是系统活检法的三倍(定向活检阳性率为 21%,系统活检阳性率为 7%),具体到每例患者,许多前列腺癌都仅由系统活检发现(共 84 例阳性诊断,其中 38 例由两种方法诊断,15例仅由 MRI/TRUS 诊断,31 例仅由 TRUS 引导活检诊断)。因此,联合应用系统活检和 TRUS/MRI 引导活检应该是提高癌症诊断率的关键。

6.5　现代影像学(mp-MRI)如何改变前列腺癌的诊疗

目前,放射科医师从新兴高科技(特别是 mp-MRI)中获得了切实收益。mp-MRI 带来的益处包括:前列腺癌的早期诊断,减少了不必要的活检,提高了活检准确率,制订了手术、放疗和局部治疗方案(比如高强度聚焦超声、电消融、局部放疗和局部激光治疗)。得益于 DTI 纤维追踪技术,mp-MRI 可以判断前列腺癌对周围亚毫米神经纤维束的侵犯,从而在治疗方案的制订中起到了关键作用(保留神经或者不保留神经)。另外,通过显示前列腺周围神经纤维的走行,该技术可成为引导适当保留神经手术的可靠工具,从而保证了术后勃起功能的恢复[33](图 6.3)。

mp-MRI 的主要缺点是无法发现体积小于 0.5mL 的肿瘤病灶以及格林森评分小于 6(3+3)分的低风险前列腺癌;根据 EAU 指南,这部分患者具有相似的特征,需接受动态监测(AS)(图 6.4)。Turkebey 等[51]对 133 例 RP 前进行 3.0T mp-MRI 检查的患者进行了研究,证明 mp-MRI 能够识别出依据目前指南最适合接受动态监测的前列腺癌患者。他们依据前列腺切除术后结果比较了 mp-MRI 的结果与常规临床评分系统的结果,包括 D'Amico、Epstein 和 CAPRA 系统。对于预测动态监测候选者,D'Amico 系统的敏感度、阳性预测值和总体准确率分别是 93%、25% 和 70%,Epstein 标准的敏感度、阳性预测值和总体准确率分别是 64%、45% 和 88%,CAPRA 评分系统的敏感度、阳性预测值和总体准确率分别是 93%、20% 和 59%,而 mp-MRI 的敏感度为 93%,阳性预测值为 57%,总体准确率为 92%,因此说明 mp-MRI 是无创性识别和监测这些低风险前列腺癌患者的有效工具,而这些患

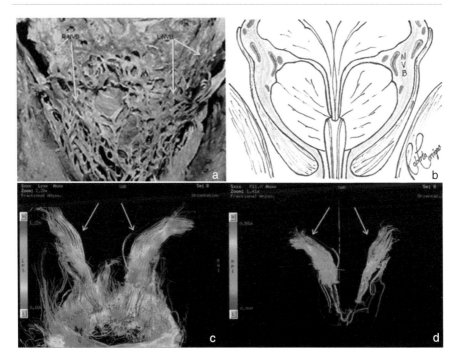

图 6.3　此图已公开出版于 Eur J Radid82(10):1677-1682.前列腺冠状位视图。(a)病理组织学尸体切片,可见前列腺周神经血管处的复杂性,(b)解剖图清晰示出 NVB 主要成分的路径。选定行保留神经前列腺切除术的 71 岁患者的冠状位后视图(c)和前视图(d)显示出整个神经丛(箭头所示),所示神经路径不规整。(见彩插)

者以往通常会接受常规活检。

此外,mp-MRI 还被认为是这些患者接受动态监测的可靠工具。

根据 ESUR 指南,mp-MRI 检查的两个主要临床适应证是对 TRUS 引导下活检阳性的患者进行局部分级以及对 PSA 持续升高而活检阴性的患者,识别可疑前列腺癌病灶从而设计 TRUS 引导下重复活检。

目前,根据我们多学科综合治疗方案中的前列腺癌单元,对于真实的临床疑似前列腺癌病例——年轻、家庭性、可疑 PSA 速率和密度,除了行其他检测(如 PCA3),mp-MRI 应作为首选检查,以排除临床重大疾病(避免不

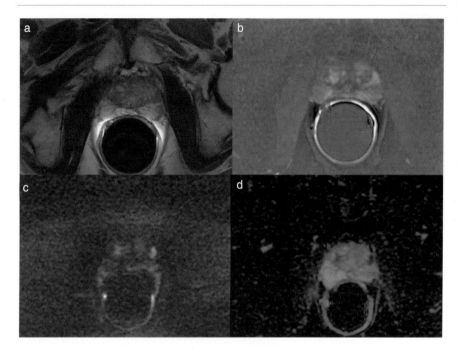

图6.4   准备进行动态监测的 G1 患者的磁共振影像。其格林森评分为 6(3+3)分,PSA 血清为 1.1ng/mL,mp-MRI 检查所行根治性耻骨后前列腺切除术。(a)高分辨率 72 加权快速自旋回波影像显示前外侧腺体中部有一明显增强区。(b)轴位灌注回波 72 加权影像显示结节部明显增强。(c)轴位 DWI 影像,b 值为 3000mm²/s。(d)ADC 图,二者均显示低灶点的水分子的扩散受限。根治性前列腺切除术后的病理征象引起格林森评分 9 (4+5)分的腺癌。(见彩插)

必要的前列腺活检),以及识别能够通过动态监测受益的患者、不适宜接受动态监测的患者并确定行首次 TRUS 引导下活检。

结论

目前,对前列腺癌的标准诊断流程中有许多有效诊断技术,特别是加入了 mp-MRI,使得放射科医生能够给出不同治疗方案的选择倾向。为此,我们的前列腺单元由两名不同协作者组成:一个提供治疗选择——一名泌尿科医生,另一个提供诊断方案——一名放射科医生。最高级别的放射科医生能够在适当的时机给出满足临床需要的最佳诊断技术,从而能够帮助临床医生选择随后的治疗方案。在多学科综合治疗中,放射科医生能够引导临床医生在临床指征基础上给予患者正确的治疗方向。

前列腺癌的准确诊断和局部分期对于患者获得最佳治疗是非常重要的。mp-MRI 是目前无创性诊断前列腺癌的最精确技术,并且越来越多地用于引导定向前列腺穿刺活检。我们希望多参数磁共振成像可以作为 PSA 升高或持续高水平的患者的首选检查方法,用于除外临床重大疾病,并且识别出那些适于接受动态监测随访的患者,使他们避免不必要的前列腺穿刺活检,还可用于定位首次经直肠超声引导下穿刺活检。两种新的前列腺穿刺活检方法正在研究中。两者都通过活检前磁共振成像来划定可能的取样位点,穿刺活检通过直接实时 MR 引导进行或者借助 MR 与 TRUS 图像融合进行。这两种前列腺穿刺活检方法,都能够利用磁共振成像对目标或者可疑病变进行精确定位和取样。

参考文献

1. Scattoni V, Raber M, Abdollah F, Roscigno M, Dehò F, Angiolilli D et al (2010) Biopsy schemes with the fewest cores for detecting 95 % of the prostate cancers detected by a 24-core biopsy. Eur Urol 57(1):1–8
2. Ellis WJ, Brawer MK (1994) The significance of isoechoic prostatic carcinoma. J Urol 152 (6 Pt 2):2304–2307
3. Smeenge M, Barentsz J, Cosgrove D, de la Rosette J, de Reijke T, Eggener S et al (2012) Role of transrectal ultrasonography (TRUS) in focal therapy of prostate cancer: report from a Consensus Panel. BJU Int 110(7):942–948
4. Ganzer R, Brandtner A, Wieland WF, Fritsche HM (2012) Prospective blinded comparison of real-time sonoelastography targeted versus randomised biopsy of the prostate in the primary and re-biopsy setting. World J Urol 30(2):219–223
5. Salomon G, Kollerman J, Thederan I, Chun FK, Budaus L, Schlomm T et al (2008) Evaluation of prostate cancer detection with ultrasound real-time elastography: a comparison with step section pathological analysis after radical prostatectomy. Eur Urol 54(6):1354–1362
6. Brock M, von Bodman C, Palisaar RJ, Loppenberg B, Sommerer F, Deix T et al (2012) The impact of real-time elastography guiding a systematic prostate biopsy to improve cancer detection rate: a prospective study of 353 patients. J Urol 187(6):2039–2043
7. Zhai L, Madden J, Foo WC, Mouraviev V, Polascik TJ, Palmeri ML et al (2010) Characterizing stiffness of human prostates using acoustic radiation force. Ultrason Imaging 32(4):201–213

8. Barr RG, Memo R, Schaub CR (2012) Shear wave ultrasound elastography of the prostate: initial results. Ultrasound Q 28(1):13–20
9. Frauscher F, Klauser A, Halpern EJ, Horninger W, Bartsch G (2001) Detection of prostate cancer with a microbubble ultrasound contrast agent. Lancet 357(9271):1849–1850
10. Mitterberger M, Horninger W, Pelzer A, Strasser H, Bartsch G, Moser P et al (2007) A prospective randomized trial comparing contrast-enhanced targeted versus systematic ultrasound guided biopsies: impact on prostate cancer detection. Prostate 67(14):1537–1542
11. Mitterberger MJ, Aigner F, Horninger W, Ulmer H, Cavuto S, Halpern EJ et al (2010) Comparative efficiency of contrast-enhanced colour Doppler ultrasound targeted versus systematic biopsy for prostate cancer detection. Eur Radiol 20(12):2791–2796
12. Brock M, Eggert T, Palisaar RJ, Roghmann F, Braun K, Loppenberg B et al (2013) Multiparametric ultrasound of the prostate: adding contrast enhanced ultrasound to real-time elastography to detect histopathologically confirmed cancer. J Urol 189(1):93–98
13. Ives EP, Burke MA, Edmonds PR, Gomella LG, Halpern EJ (2005) Quantitative computed tomography perfusion of prostate cancer: correlation with whole-mount pathology. Clin Prostate Cancer 4(2):109–112
14. Hovels AM, Heesakkers RA, Adang EM, Jager GJ, Strum S, Hoogeveen YL et al (2008) The diagnostic accuracy of CT and MRI in the staging of pelvic lymph nodes in patients with prostate cancer: a meta-analysis. Clin Radiol 63(4):387–395
15. Hara T, Kosaka N, Kishi H (2002) Development of (18)F fluoroethylcholine for cancer imaging with PET: synthesis, biochemistry, and prostate cancer imaging. J Nucl Med 43:187–199
16. Murphy MA, Kitajima K, Robert C (2013) Choline PET/CT for imaging prostate cancer: an update. Ann Nucl Med 27:581–591
17. Martorana G, Sciavina R, Corti B, Farsad M, Salizzoni E, Brunocilla E et al (2006) 11C-choline positron emission tomography/computerized tomography for tumor localization of primary prostate cancer in comparison with 12-core biopsy. J Urol 176:954–960
18. Murphy RC, Kawashima A, Peller PJ (2011) The utility of 11C-choline PET/CT for imaging prostate cancer: a pictorial guide. AJR 196:1390–1398
19. Scheenen TW, Heijmink SW, Roell SA, Hulsbergen-Van de Kaa CA, Knipscheer BC, Witjes JA et al (2007) Three dimensional proton MR spectroscopy of human prostate at 3 T without endorectal coil: feasibility. Radiology 245(2):507–516
20. Dickinson L, Ahmed HU, Allen C, Barentsz JO, Carey B, Futterer JJ et al (2011) Magnetic resonance imaging for the detection, localisation, and characterisation of prostate cancer: recommendations from a European consensus meeting. Eur Urol 59(4):477–494
21. Heijmink SW, Futterer JJ, Hambrock T, Takahashi S, Scheenen TW, Huisman HJ et al (2007) Prostate cancer: body-array versus endorectal coil MR imaging at 3 T – comparison of image quality, localization, and staging performance. Radiology 244(1):184–195
22. Barentsz JO, Richenberg J, Clements R et al (2012) ESUR prostate MR guidelines 2012. Eur Radiol 22(4):746–757
23. Panebianco V, Giove F, Barchetti F, Podo F, Passariello R (2013) High-field PET/MRI and MRS: potential clinical and research applications. Clin Transl Imaging 1:17–29
24. Hossein J (2013) Molecular imaging of prostate cancer with PET. J Nucl Med 54(10):1685–1688
25. Ravizzini G, Turkbey B, Kurdziel K, Choyke PL (2009) New horizons in prostate cancer imaging. Eur J Radiol 70:212–226
26. Turkbey B, Mena E, Aras O, Garvey B, Grant K, Choyke PL (2013) Functional and molecular imaging: applications for diagnosis and staging of localised prostate cancer. Clin Oncol 25:451–460

27. Kim CK, Park BK, Kim B (2006) Localization of prostate cancer using 3 T MRI: comparison of T2-weighted and dynamic contrast-enhanced imaging. J Comput Assist Tomogr 30:7–11

28. Nakashima J, Tanimoto A, Imai Y et al (2004) Endorectal MRI for prediction of tumor site, tumor size, and local extension of prostate cancer. Urology 64:101–105

29. Bloch BN, Genega EM, Costa DN et al (2012) Prediction of prostate cancer extracapsular extension with high spatial resolution dynamic contrast-enhanced 3-T MRI. Eur Radiol 22:2201–2210

30. Hambrock T, Somford DM, Huisman HJ, van Oort IM, Witjes JA, Hulsbergen-van de Kaa CA et al (2011) Relationship between apparent diffusion coefficients at 3.0-T MR imaging and Gleason grade in peripheral zone prostate cancer. Radiology 259(2):453–461

31. Kobus T, Vos PC, Hambrock T, De Rooij M, Hulsbergen-Van de Kaa CA, Barentsz JO et al (2012) Prostate cancer aggressiveness: in vivo assessment of MR spectroscopy and diffusion-weighted imaging at 3 T. Radiology 265(2):457–467

32. Rinaldi D, Fiocchi F, Ligabue G et al (2012) Role of diffusion-weighted magnetic resonance imaging in prostate cancer evaluation. Radiol Med 117:1429–1440

33. Panebianco V, Barchetti F, Sciarra A, Marcantonio A, Zini C, Salciccia S et al (2013) In vivo 3D neuroanatomical evaluation of periprostatic nerve plexus with 3 T-MR diffusion tensor imaging. Eur J Radiol 82(10):1677–1682

34. Sciarra A, Barentsz J, Bjartell A, Eastham J, Hricak H, Panebianco V et al (2011) Advances in magnetic resonance imaging: how they are changing the management of prostate cancer. Eur Urol 59:962–977

35. Concato J, Jain D, Li WW et al (2007) Molecular markers and mortality in prostate cancer. BJU Int 100:1259–1263

36. Noworolski SM, Vigneron DB, Chen AP, Kurhanewicz J (2008) Dynamic contrast-enhanced MRI and MR diffusion imaging to distinguish between glandular and stromal prostatic tissues. Magn Reson Imaging 26:1071–1080

37. Puech P, Potiron E, Lemaitre L et al (2009) Dynamic contrast-enhanced magnetic resonance imaging evaluation of intraprostatic prostate cancer: correlation with radical prostatectomy specimens. Urology 74:1094–1099

38. Bloch BN, Furman-Haran E, Helbich TH et al (2007) Prostate cancer: accurate determination of extracapsular extension with high-spatial resolution dynamic contrast-enhanced and T2-weighted MR imaging e initial results. Radiology 245:176–185

39. Ogura K, Maekawa S, Okubo K et al (2001) Dynamic endorectal magnetic resonance imaging for local staging and detection of neurovascular bundle involvement of prostate cancer: correlation with histopathologic results. Urology 57:721–726

40. Sciarra A, Panebianco V, Salciccia S et al (2011) Modern role of magnetic resonance and spectroscopy in the imaging of prostate cancer. Urol Oncol 1:12–20

41. Weinreb JC, Blume JD, Coakley FV et al (2009) Prostate cancer: sextant localization at MR imaging and MR spectroscopic imaging before prostatectomy e results of ACRIN prospective multi-institutional clinicopathologic study. Radiology 251:122–133

42. Selnaes KM, Heerschap A, Jensen LR et al (2012) Peripheral zone prostate cancer localization by multiparametric magnetic resonance at 3 T: unbiased cancer identification by matching to histopathology. Invest Radiol 47:624–633

43. Turkbey B, Mani H, Shah V et al (2011) Multiparametric 3 T prostate magnetic resonance imaging to detect cancer: histopathological correlation using prostatectomy specimens processed in customized magnetic resonance imaging based molds. J Urol 186:1818–1824

44. Panebianco V, Sciarra A, Ciccariello M, Lisi D, Bernardo S, Cattarino S et al (2010) Role of magnetic resonance spectroscopic imaging ([1H]MRSI) and dynamic contrast-enhanced MRI (DCE-MRI) in identifying prostate cancer foci in patients with negative biopsy and high levels

of prostate-specific antigen (PSA). Radiol Med 115:1314–1329

45. Busetto GM, De Berardinis E, Sciarra A, Panebianco V, Giovannone R et al (2013) Prostate cancer gene 3 and multiparametric magnetic resonance can reduce unnecessary biopsies: decision curve analysis to evaluate predictive models. Urology 82(6):1355–1362

46. Sciarra A, Panebianco V, Cattarino S, Busetto GM, De Berardinis E, Ciccariello M et al (2012) Multiparametric magnetic resonance imaging of the prostate can improve the predictive value of the urinary prostate cancer antigen 3 test in patients with elevated prostate-specific antigen levels and a previous negative biopsy. BJU Int 110:1661–1665

47. Penzkofer T, Tempany-Afdhal CM (2013) Prostate cancer detection and diagnosis: the role of MR and its comparison with other diagnostic modalities – a radiologist's perspective. NMR Biomed. doi:10.1002/nbm.3002

48. Moore CM, Robertson NL, Arsanious N, Middleton T, Villers A, Klotz L et al (2013) Image-guided prostate biopsy using magnetic resonance imaging-derived targets: a systematic review. Eur Urol 63(1):125–140

49. Pinto PA, Chung PH, Rastinehad AR, Baccala AA Jr, Kruecker J, Benjamin CJ et al (2011) Magnetic resonance imaging/ultrasound fusion guided prostate biopsy improves cancer detection following transrectal ultrasound biopsy and correlates with multiparametric magnetic resonance imaging. J Urol 186(4):1281–1285

50. Sonn GA, Natarajan S, Margolis DJA, MacAiran M, Lieu P, Huang J et al (2012) Targeted biopsy in the detection of prostate cancer using an office based magnetic resonance ultrasound fusion device. J Urol 189(1):86–91

51. Turkbey B, Mani H, Aras O, Ho J, Hoang A, Ardeshir R et al (2013) Prostate cancer: can multiparametric MR imaging help identify patients who are candidates for active surveillance? Radiology 268(1):144–152

第 7 章

如何进行初始治疗：泌尿科和放疗科医生在多学科综合治疗中的作用

7.1 局灶性前列腺癌的治疗选择：多学科综合治疗小组需考虑的事项

目前,前列腺癌(PC)是男性面临的最重要医疗问题之一。在欧洲,PC是最常见的实体肿瘤,其发病率为214‰,超过了肺癌和大肠癌。而且,PC是男性第二位癌症性的致死原因[1]。在过去的20年里,前列腺特异抗原(PSA)作为生物标志物广泛应用于PC的早期诊断,导致前列腺癌分级和分期发生了变化,使得占90%左右的前列腺癌为具有潜在临床意义或局灶性的疾病,其治疗选择包括外科手术、放疗和局部治疗[2]。就现有的多种治疗方案而言,对于泌尿科医生、放疗科医生和肿瘤科医生来说为局灶性PC患者制订治疗方案是最具挑战性的医疗决策之一。在决定一名患者的最适疗法之前,多学科综合治疗小组(MDT)应当考虑和讨论以下几个问题:第一,对低风险PC患者治疗的必要性,积极监测是较合理的选择;第二,手术和放疗是两种可能治愈前列腺癌的有效方法,目前尚缺少较好的用于指导临床医生证明两种方法优劣的随机试验,因此,认真考虑每项治疗的副作用显得尤为重要;第三,不同的治疗方法潜在副作用影响患者生存质量,对大多数患者的治疗决策起重要作用。

7.2 外科治疗:前列腺根治切除术

1983 年 Walsh 首次提出 PC 的外科治疗[3],包括根治性前列腺切除术(RP),该手术涉及在尿道和膀胱之间的整个前列腺腺体切除、双侧精囊切除以及周围组织的充分切除以达到切缘呈阴性(图 7.1 和 7.2)。同时行双侧盆腔淋巴结清扫术。不论任何途径(耻骨后开放,经会阴、腹腔镜、机器人辅助)的 RP 目标都是达到病灶根治,同时保护尿控和可能的勃起功能[4]。自从 Walsh 首次介绍了保留神经的解剖性耻骨后途径前列腺根治性切除手术以来,这种方法便成为局灶性 PC 手术的金标准,并且应用广泛。临床上大多数局灶性 PC 患者能获得极好的肿瘤控制[3]。至今对低风险 PC 患者尚没有研究表明外科干预具有优于非外科治疗的生存优势[5]。仅有一项很早的随机试验(106 名患者)表明,对于临床分期为 T1 或 T2 的 PC 患者来说,根治性前列腺切除术比外照射放疗在防止肿瘤进展、复发或远处转移方面更有效[6]。总之,任何有效的治疗干预,包括 RP 或外照射放疗,都可获得极好的生化和生存结果。因缺少证明根治性前列腺切除术优于外照射放

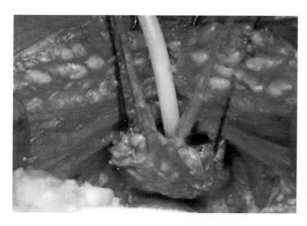

图 7.1 开放式耻骨后前列腺根治切除术:前列腺尖部切开。(见彩插)

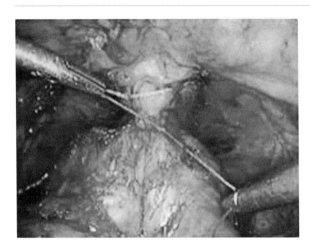

图 7.2 前列腺切除后的前列腺床。(见彩插)

疗的随机对照试验,所以,多学科治疗小组在评价肿瘤转归、治疗方法副作用及患者选择偏好的基础上,通过仔细的治疗风险和患者受益评估在两种疗法中进行选择。

7.3 根治性前列腺切除术:肿瘤转归

目前有经过长时间随访可信的研究证明,根治性前列腺切除术在总体生存期(OS)和肿瘤特异性生存期(CSS)方面优于保守治疗(表 7.1)。最近发表的两项大型随机试验比较了 RP 与观察等待[7,8]。在斯堪的纳维亚 PC 4 组随机试验(SPCG-4)中,665 名患者随机分配为手术治疗组或观察等待组,随访 12 年后, 外科手术组 12.5%和观察组 17.9%的患者因 PC 死亡 (差异性=5.4%,95%可信区间:0.2%~11.1%),相对危险度为 0.65(95%可信区间:0.45~0.94;P=0.03)。随访第 12 年,外科手术组 19.3%及观察组 26%的患者已发生远处转移(差异性=6.7%,95%可信区间:0.2%~13.2%),相对危险度为 0.65 (95%可信区间:0.47~0.88;P=0.006)。与前列腺癌干预与观察试验(PIVOT)研究相似[8],在 10 年中位随访时间后,根治性前列腺切除术组的364 名患者中有 171 名死亡(47.0%),观察组的 367 名患者中有 183 名死亡(49.9%)(风险比 0.88,95%可信区间:0.71~1.08;P=0.22, 绝对危险度减少

表 7.1 临床局限性前列腺癌前列腺根治切除术后患者控瘤结果研究

研究	患者数	% pT2	% bDFS	% CSS	手术方法
Bianco 等 (2005)[4]	1963	66	82 (5 年)	99	开放式
Han 等 (2001)[46]	2404	51	92 (5 年)	99	开放式
Eastham 等 (2008)[19]	1577	71	91 (5 年)	NA	开放式
Ploussard 等 (2010)[47]	911	59	84 (2 年)	NA	LRP
Rassweiler 等 (2006)[48]	5824	60	91 (5 年)	NA	LRP
Hruza 等 (2012)[49]	500	61	78 (5 年)	98	LRP
Shikanov 等 (2009)[50]	380	87	91 (2 年)	NA	RALP
Patel 等 (2007)[51]	500	78	95 (9.7 月)	NA	RALP

bDFS: 生化无病生存。CSS:肿瘤特异生存。LRP:腹腔镜前列腺癌根治切除术。RALP:机器人辅助腹腔镜前列腺癌根治切除术。

2.9%)。接受 RP 治疗的患者中有 21 名(5.8%)死于 PC 或治疗,而观察组有 31 名(8.4%)患者(风险比 0.63,95%可信区间:0.36~1.09;P=0.09,绝对危险度减少 2.6%)。在随访 15 年之后,SPCG-4 表明 RP 与全死因死亡率的下降有关。RR=0.75(0.61~0.92)。SPCG-4 研究呈现另一个有意思的数据[9]:随访 15 年后,RP 与全死因死亡率下降有关, 根据析因统计亚组分析,15 名 RP 术后存活的患者中,包括 7 名 65 岁以下的男性患者。这些数据表明,大于或小于 65 岁及有利的肿瘤学特点(PSA<10ng/mL,Gleason 评分<7)是指导临床医师选择可行治疗方案的有价值参数。为了减小传统开放手术的创伤性和改善控尿和勃起功能,几个泌尿外科中心开展了腹腔镜前列腺癌根治性切除术(LRP)[10]。近来,为降低复杂性泌尿外科腹腔镜手术的难度,研究者们引进了机器人外科技术[11]。尽管没有触觉反馈,放大的三维手术视野和模拟人手的精准的多向旋转功能工具让很多泌尿外科专家认为:机器人手术应用于 RP 可能有很大优势, 在不削弱早期肿瘤控制的同时缩短术者学习曲线并且使功能保留得到改善。最近的一篇系统综述评价囊括了 LRP 和机器人辅助腹腔镜手术 (RALRP) 的肿瘤控制结果, 就手术切缘阳性率(PSM)而言,两者结果较有意义:LRP 和 RALRP 与开放性耻骨后根治性前

列腺切除术的 PSM 相似 [12]。

7.4　局灶进展期前列腺癌的根治性前列腺切除术

　　血清 PSA 筛选使得局灶进展期前列腺癌的发病率下降[13]。虽然分期改变,仍有小部分患者表现为临床 T3 期(cT3)症状。尽管绝大多数患者选择外照射放疗联合内分泌治疗,但此类患者的最适治疗方案仍存有争论。最新的外科手术技术进展降低了手术相关并发症的发生率, 这类患者的肿瘤转归同样令人鼓舞:5 年、10 年、15 年的肿瘤特异性生存期曲线分别波动在 84%~98%、84%~91% 和 76%~84%。5 年、10 年、15 年的总体生存率分别为 78%~96%、63%~77%、50% 以上。5 年、10 年、15 年的无生化进展或复发生存率(PSA<0.2ng/mL)分别为 45%~62%、43%~51%、15%~49%。这些数据好于单一外照射放疗, 并且与外照射放疗联合内分泌治疗的结果大致相仿[14,15]。根治性前列腺切除术是高风险和低肿瘤负荷 PC 患者的合理初始治疗选择,须经过多学科治疗小组(包括泌尿科医生、肿瘤放疗医生、肿瘤科医生和放射科医生)讨论和评估每项治疗的利弊和患者的自身状况之后才能确定治疗决策。问题在于手术前患者风险评价,事实上临床 T3 期诊断主要依据直肠指诊和 PSA 值[16];然而,包括 PSA 水平、分期、Gleason 评分以及 PET-CT、mMRI 等新的影像学检查等形成的预测模型对预测疾病的病理分期具有意义[17,18]。

7.5　根治性前列腺切除术:并发症——勃起功能障碍

　　因为对于早期前列腺癌根治性前列腺切除术是可以使患者长期生存获益的有效治疗措施,RP 最理想的目标不仅是达到肿瘤控制,而且可以控制排尿和保留勃起功能(EF)[19]。随着对前列腺和阴茎海绵体神经解剖学的认识加深,以及 Walsh 提出保留神经的 RP(NSRP)[3](图 7.3),保留勃起功能已经成为前列腺癌手术的目标之一。近年来,研究者们可以将不同治疗方式后肿瘤控制进行比较,因此,在肿瘤控制的基础上,前列腺癌治疗后的勃

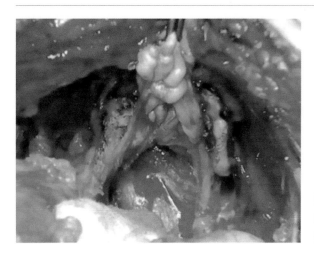

图 7.3 开放性耻骨后前列腺癌根治切除术保留双侧血管神经束。(见彩插)

起功能恢复已成为较年轻患者的主要目标。NSRP 技术的开展在性功能恢复方面获得了显著改善[20]。几项研究比较了开放 RP、LRP 和 RALRP，表明机器人和腹腔镜技术在勃起功能恢复方面有显著优势，而 RALRP 优势更突出[21,22]。RP 术后勃起功能恢复的最佳预测因素是神经保留和保留的神经血管束(NVB)数目，但医生和患者还应考虑年龄和术前性功能对于术后勃起功能恢复的影响。最近的 1 项关于成功保留性功能的预测指标系统评价表明，术后性功能恢复最重要的术前预测因素是患者年龄和术前性功能：术后性功能恢复率 61%~100%。50~70 岁男性的总体性功能恢复率降至70%~85%。单侧和双侧神经保留术后性功能恢复率分别为 47%~58% 和44%~99%。尽管实施了神经保留手术，超过 70 岁的患者性功能恢复率较低(0~51%)[23]。基于这些数据，我们推断对于相对年轻且术前性功能正常的肿瘤局限前列腺癌患者来说，术后性功能是可以恢复的(表 7.2)。

7.6 个体化治疗：泌尿科医生的观点

当评估早期前列腺癌患者时，为其制订最合适的治疗方案较为复杂。因应用 PSA 进行筛查发现了越来越多具有潜在临床意义的前列腺癌病例[24]，

表 7.2 临床局限前列腺癌保留神经前列腺根治切除术后勃起功能恢复结果研究

研究	患者数量	功能	功能恢复 % (Mo)	手术方法
Kundu 等 (2004)[52]	1,834	ESI	78 (18)	Open
Noldus 等 (2002)[53]	68	ESI	35 (12)	Open
Rogers 等 (2006)[54]	127	ESI	41 (12)	LRP
Hoznek 等 (2001)[55]	134	ESI	56 (12)	LRP
Goeman 等 (2006)[56]	550	ESI	42 (12)	LRP
Curto 等 (2006)[57]	677	ESI	58 (12)	LRP
Menon 等 (2007)[58]	2652	ESI	70 (12)	RALP
Joseph 等 (2006)[59]	325	ESI	80 (12)	RALP
Patel 等 (2007)[51]	500	ESI	78 (12)	RALP

ESI: 勃起足以进行性交。LRP:腹腔镜前列腺癌根治切除术。RALP: 机器人辅助腹腔镜前列腺癌根治切除术。Mo:终点月份。

导致疾病分期改变。至今,没有研究能证明对于低风险前列腺癌患者手术干预比非手术治疗有任何生存优势。有数据表明,前列腺癌根治术和外照射放疗可以带来极好的生化和生存结果,因此,认真考虑每种治疗方法的副作用、手术对功能保留和生存质量的影响非常重要。目前,最适合行根治性前列腺切除术的人群是诊断为器官局限性疾病且身体条件好可达到安全手术治疗的患者。按照肿瘤科医生的观点,对于年轻患者(<65 岁)手术治疗可获得较好的疾病无进展生存时间(DFS),在讨论有效治疗决策时应当考虑这一点。就生存质量而言,耻骨后根治性前列腺切除术(RRP)要想获得最好的勃起功能恢复,最适合人群是术前具有良好的勃起功能且不合并高血压或糖尿病且临床诊断为局灶性病变的年轻患者。

7.6.1 手术治疗

由于多种局部治疗手段的存在,前列腺癌所要采用的主要局部治疗手段目前尚存争议。通常情况下,对于临床局限性前列腺癌患者,局部治疗手段主要包括手术和放射治疗(RT)。目前,对于低危(cT1–2a,Gleason 评分≤

6,且 PSA<10ng/mL)、中危[cT2b-c 和(或)Gleason 评分为 7 和(或)PSA10-20ng/mL],或高危[cT3a 和(或)Gleason 评分>7 或 PSA>20ng/mL]的前列腺癌患者,多学科综合治疗(MDT)十分重要。尽管对于临床局限病灶的主要治疗手段没有一个明确的指征,但是对于临床局部晚期前列腺癌患者,还是推荐放射治疗作为主要的治疗手段,因为局部晚期患者无法经手术完整切除病灶[25]。在随机对照临床试验中,并没有决定性的数据结果证实手术和放疗二者的优劣性[26]。因此,MDT 就成为临床医师根据每个患者情况制订最佳个体化治疗方案的必然选择。在方案的制订过程中,患者应该积极参与治疗的选择,并应被告知每种治疗方式对生活质量以及性功能的影响,以便权衡利弊[27]。

本章将详细说明两种根治性手术和放疗的特点,我们将分析讨论放射治疗的不同形式及其治疗效果,包括三维适形放疗(3D-CRT)、调强放疗(IMRT)、影像引导的放射治疗(IGRT)、近距离放疗以及质子治疗。无论哪种放疗技术手段,根治性放疗对局限性前列腺癌都是一种行之有效的治疗手段,并且在局部晚期前列腺癌中推荐应用。

7.6.2　放疗

近年来,放疗技术一直在不断进步,目前有多种不同的放疗方式可以应用到前列腺癌的治疗中。在过去的 20 年里,外照射放疗逐渐发展成日益精确的治疗模式,包括 IMRT、IGRT 和质子治疗,并已在临床应用中获得了很大成功。随机临床研究证实,高度适形的放疗技术,包括三维光子或质子束,可以在安全地提高放疗剂量的同时,不增加急性或晚期不良反应[28,29],但这些技术的进步也导致了放射治疗费用的增加和治疗时间的延长。为了降低治疗费用,缩短治疗时间,考虑前列腺癌比周围正常组织的 α/β 值低,有研究建议采用大分割方案(增加单次剂量,缩短总治疗时间)来解决这一问题[30]。但这种方案的实际效果尚不确定。同样,近距离治疗(低剂量率或高剂量率)技术也在不断地发展、优化,剂量分布不断改善,也逐渐成为早期前列腺癌的治疗选择之一以及部分进展期前列腺癌的辅助治疗手段。

7.7　外照射放疗

鉴于手术和放疗有着类似的肿瘤控制效果,外照射放疗已成为临床局限期前列腺癌的主要治疗选择之一。

在过去的几十年里,3D-CRT 的成功实施降低了 3 级及其以上的急性和晚期不良反应,将总剂量提高到 70 Gy 以上,因此逐渐取代了二维放疗[31]。目前,放疗技术适形度的提高以及影像技术的发展,尤其是 RMN,都为优化放疗方案和降低毒副反应提供了条件。放射治疗方案优化的主要目标就是提高靶区与其周围组织的剂量梯度, 尽可能充分地覆盖前列腺,同时降低膀胱和直肠的受量,IMRT 的临床应用使靶区剂量的均匀性和适形性都得以实现,使提高放射治疗剂量成为可能。当然,要使 IMRT 技术能够真正地实现临床获益,还需要靶区和危及器官的精确勾画、放疗计划设计和治疗实施的精确质量控制,以及很好地控制分次治疗及每次治疗过程中的变异,该变异可以通过每天应用 IGRT 技术追踪前列腺的位置来尽量减小[32]。

外照射的结果。越来越多的临床研究结果证明,增加放疗剂量是提高肿瘤控制的必要条件。Kuban 等[29]将 301 例 T1b~T3 的前列腺癌患者随机分组,分别接受 70Gy 或 78Gy 的放疗。结果显示,适当提高放射治疗剂量显著提高了无生化进展及临床进展生存率(78%比 59%,P=0.004),而且 PSA > 10 ng/mL 的患者获益更明显(78%比 39%,P=0.001)。在荷兰的研究中[33],患者被随机分成 68Gy 和 78Gy 两组,结果显示高剂量组疗效更好(54%比 47%,P=0.04)。在 MRC 研究中[34],患者被随机分成 64Gy 和 74 Gy 两组,也是高剂量组优于低剂量组(HR 0.67,95% CI 0.53~0.85,P=0.0007)(表 7.3)。

因此强烈推荐前列腺癌的放疗剂量要达到 70Gy 以上。

考虑到提高放疗剂量带来的临床获益,目前针对做与不做盆腔淋巴引流区照射尚存争议,因为现有的临床试验结果并不一致。全盆腔照射,并在前列腺局部加量,加新辅助、同步以及辅助长疗程的内分泌治疗,可能是高危以及局部进展而无远处转移的前列腺癌患者的标准治疗;中危患者可考

表 7.3 临床局限性前列腺癌外照射放疗结果研究

研究	患者数	剂量 (Gy)	% bDFS
Kuban 等 (2008)[29]	237	78 Gy	85 (5 年)
		70 Gy	78 (5 年)
Zelefsky 等 (2006)[60]	526	81 Gy	85 (8 年, 低风险)
			76 (8 年, 中等风险)
			72 (8 年, 高风险)
Thames 等 (2006)[61]	800	70~76 Gy	87 (8 年, 低风险)
			60 (8 年, 中等风险)
			19 (8 年, 高风险)
Zietman 等 (2006)[62]	392	70.2 Gy	61 (5 年)
		79.2 Gy	80 (5 年)
Zelefsky 等 (2001)[63]	1,100	64.6~86.4 Gy	85 (8 年, 低风险)
			58 (8 年, 中等风险)
			38 (8 年, 高风险)
Peeters 等 (2006)[64]	664	68 Gy	54 (5 年)
		78 Gy	64 (5 年)
Zietman 等 (2010)[28]	393	70.2 Gy	81 (5 年)
		79.2 Gy	86 (5 年)

bDFS:无生化进展生存率。

虑给予短程的内分泌治疗[35,36];而低危患者不接受内分泌治疗[37]。

外照射的不良反应。胃肠道(GI)、泌尿生殖系统(GU)以及性功能障碍是外照射后主要的不良反应,可以发生在放射治疗的过程中,也可以发生在放射治疗结束后。治疗过程中应特别关注正常器官组织的剂量——体积限制,因为不良反应的发生率及其严重程度与受照射体积密切相关。接受盆腔照射患者的不良反应发生率比单纯照射前列腺患者更高。Zelefsky 等比较了 IMRT 和常规 3D-CRT 放疗后急性和晚期不良反应的发生率,结果发现,前者虽靶区剂量更高,但不良反应要低于后者(13%比 5%,$P<0.001$)[38,39]。急性反应在放疗中就会发生,一般治疗结束后 2~4 周缓解。急性泌尿生殖系统毒性通常比胃肠道反应更常见,前者主要表现为尿频、尿急、排尿困难和尿

滴沥，后者主要表现为肠炎。急性反应的出现对晚期反应的发生有很大影响。泌尿生殖系统的晚期反应主要表现为慢性尿频、尿急，而血尿或尿失禁需要使用保护性尿垫，并不常见。胃肠道的晚期反应通常表现为直肠炎、腹泻、直肠出血和黏液便。

性功能障碍难以很好地评价，因为勃起障碍的发病机制目前尚不明确，而且与患者的其他伴随疾病(比如糖尿病或动脉硬化)以及缺乏足够的生活质量相关研究有关(表 7.4)。然而放疗后 1~2 年内性功能似乎逐渐出现下降，但是放疗后有 50%~70% 的患者尚能保留勃起能力[40]。虽然第二原发癌发生率很低，但考虑到 10~15 年以上的长时间生存，对于较年轻的患者，也不得不提高警惕。

外照射放疗的优势。放疗与手术相比具有以下几点优势：几乎适用于

表 7.4　临床局限性前列腺癌外照射放疗后勃起障碍的相关研究

研究	患者数	EBRT 之前的有能力患者 n(%)	随访(平均数)	ED n(%)
Pilepich 等 (1995)[65]	230	102 (44)	54 个月	72 (74/102)
Zelefsky 等 (1999)[66]	743	544 (73)	42 个月	39 (211/544)
Hamilton 等 (2001)[67]	457	251 (55)	NA	58,12 个月时 68,24 个月时
Mameghan 等 (1991)[68]	218	42 (19)	NA	45 (19/42)，24 个月时
Mantz 等 (1997)[69]	114	NA	18 个月	8,12 个月时 25,24 月个月时
Turner 等 (1999)[70]	290	182 (63)	23 个月	38 (56/146)，12 个月时
Nguyen 等 (1998)[71]	101	81 (80)	24 个月	49 (40/81)
Beckendorf 等 (1996)[72]	67	40 (60)	NA	33 (13/40)

NA：未提供数据。

所有患者,无年龄限制;无全身麻醉风险;有可能较好的耐受胃肠道及泌尿生殖系统不良反应,并且保留性功能的概率更大。

外照射放疗的劣势。常规分割放疗方案需要患者进行最少 7 周的治疗;放疗不适用于曾有盆腔照射史或有活跃期炎症性直肠疾病的患者;急性胃肠道和泌尿生殖系统不良反应是可以预估的,但是 2 级以上的晚期反应(10%~20%)也不容忽视;有可能诱发第二原发癌,尤其是直肠癌和膀胱癌的发生,虽然对此文献数据尚存争议,且发生率很低。

7.8 粒子治疗

7.8.1 近距离插植治疗

近距离插植治疗(BT)包括永久性(低剂量率插植治疗:LDR-BRT)和暂时性(高剂量率插植治疗:HDRBT)放射性同位素的前列腺植入治疗。这项技术的优势是最大限度地对肿瘤组织进行足量照射,并尽量降低周围正常组织(如膀胱、直肠和小肠)的受量。根据临床分期的不同,近距离照射可用于单一治疗,也可作为局部加量的辅助治疗手段。对于低危前列腺癌患者(T1-2a,PSA≤10 ng/mL 且 Gleason 评分≤6),单纯粒子插植治疗可作为根治性手段应用;而对于中危患者,可选择近距离与外照射联合应用的模式。

考虑到近距离治疗会增加 5%~10%的尿潴留风险,严格筛选适应人群是非常重要的。治疗前应充分评估初始的国际前列腺症状评分(IPSS)和前列腺的体积。理想状态下,以下人群应被列为禁忌:曾行经尿道前列腺癌切除术、患有炎症性肠病、尿路梗阻或前列腺体积过大的患者。初始 IPSS 评分较高或前列腺体积过大的患者应考虑选择外照射放疗。

近距离治疗相关的不良反应包括粒子植入后即刻或 4~6 周后的尿路刺激症状;泌尿生殖系统的不良反应通常在 6 个月内缓解,并且极少转为慢性。消化道反应,比如直肠炎的发生率为 1%~12%。治疗前勃起功能正常的患者行粒子植入后,2 年内勃起功能障碍的发生率为 21%,5 年后提高到 53%[41]。

现在还缺少对近距离治疗、外照射放疗(包括内分泌治疗)及前列腺切除术后的远期疗效和生活质量的随机对照研究。应用 PSA 作为评价疾病控制有效和稳定的指标，在低危前列腺癌患者中，二者疗效类似(有效率均在90%以上)[42]。

近距离治疗的优势。近距离治疗与外照射放疗以及手术治疗相比，保留性功能的机会更大[43]；尿失禁的发生率也很低；治疗时间也相对较短，一到三次治疗即可。

近距离治疗的劣势。近距离治疗的完全住院时间一般为 2~5 天，并且需要行椎管麻醉，甚至小部分患者需行全身麻醉，但能够很快恢复。单纯的近距离治疗不适用于高危或中危以及患有急性炎症性肠病的前列腺癌患者。

7.8.2　质子治疗

质子治疗是一种带电粒子治疗模式。尽管质子束的能量在治疗靶区内达到峰值(Bragg 峰)，而在周围正常组织内迅速衰减，其生物学效应与光子束基本相似[44]。比较光子束和质子束治疗前列腺癌的临床研究很少，就像 Mouw 等[45]报道中所述，质子治疗与 IMRT 或近距离治疗相比，剂量学优势是否能够转化成临床获益，目前尚不明确。目前并不推荐将质子治疗作为前列腺癌的常规治疗。

参考文献

1. Boyle P, Ferlay J (2005) Cancer incidence and mortality in Europe 2004. Ann Oncol 16(3): 481–488
2. Cooperberg MR, Broering JM, Kantoff PW, Carroll PR (2007) Contemporary trends in low risk prostate cancer: risk assessment and treatment. J Urol 178(3 pt 2):S14–S19
3. Walsh PC, Lepor H, Eggleston JC (1983) Radical prostatectomy with preservation of sexual function: anatomical and pathological considerations. Prostate 4(5):473–485
4. Bianco FJ Jr, Scardino PT, Eastham JA (2005) Radical prostatectomy: long-term cancer control and recovery of sexual and urinary function ("trifecta"). Urology 66(5 Suppl):83–94
5. Wilt TJ, MacDonald R, Rutks I, Shamliyan TA, Taylor BC, Kane RL (2008) Systematic review: comparative effectiveness and harms of treatments for clinically localized prostate cancer. Ann Intern Med 148(6):435–448
6. Paulson DF, Lin GH, Hinshaw W, Stephani S (1982) Radical surgery versus radiotherapy for adenocarcinoma of the prostate. J Urol 128:502–504

7. Bill-Axelson A, Holmberg L, Filén F, Ruutu M, Garmo H, Busch C, Nordling S, Häggman M, Andersson SO, Bratell S, Spångberg A, Palmgren J, Adami HO, Johansson JE (2008) Scandinavian Prostate Cancer Group Study Number 4. Radical prostatectomy versus watchful waiting in localized prostate cancer: the Scandinavian prostate cancer group-4 randomized trial. J Natl Cancer Inst 100(16):1144–1154

8. Wilt TJ, Brawer MK, Jones KM, Barry MJ, Aronson WJ, Fox S, Gingrich JR, Wei JT, Gilhooly P, Grob BM, Nsouli I, Iyer P, Cartagena R, Snider G, Roehrborn C, Sharifi R, Blank W, Pandya P, Andriole GL, Culkin D, Wheeler T, Prostate Cancer Intervention versus Observation Trial (PIVOT) Study Group (2012) Radical prostatectomy versus observation for localized prostate cancer. N Engl J Med 367(3):203–213

9. Bill-Axelson A, Holmberg L, Ruutu M, Garmo H, Stark JR, Busch C, Nordling S, Häggman M, Andersson SO, Bratell S, Spångberg A, Palmgren J, Steineck G, Adami HO, Johansson JE, SPCG-4 Investigators (2011) Radical prostatectomy versus watchful waiting in early prostate cancer. N Engl J Med 364(18):1708–1717

10. Guillonneau B, Cathelineau X, Barret E, Rozet F, Vallancien G (1999) Laparoscopic radical prostatectomy: technical and early oncological assessment of 40 operations. Eur Urol 36: 14–20

11. Tewari A, Peabody J, Sarle R, Balakrishnan G, Hemal A, Shrivastava A, Menon M (2002) Technique of da Vinci robot-assisted anatomic radical prostatectomy. Urology 60(4):569–572

12. Ficarra V, Novara G, Artibani W, Cestari A, Galfano A, Graefen M, Guazzoni G, Guillonneau B, Menon M, Montorsi F, Patel V, Rassweiler J, Van Poppel H (2009) Retropubic, laparoscopic, and robot-assisted radical prostatectomy: a systematic review and cumulative analysis of comparative studies. Eur Urol 55(5):1037–1063

13. Hankey BF, Feuer EJ, Clegg LX et al (1999) Cancer surveillance series: interpreting trends in prostate cancer – part I: evidence of the effects of screening in recent prostate cancer incidence, mortality, and survival rates. J Natl Cancer Inst 91:1017–1024

14. Xylinas E, Daché A, Rouprêt M (2010) Is radical prostatectomy a viable therapeutic option in clinically locally advanced (cT3) prostate cancer? BJU Int 106(11):1596–1600

15. Bolla M, Collette L, Blank L et al (2002) Long term results with immediate androgen suppression and external irradiation in patients with locally advanced prostate cancer (an EORTC study): a phase III randomised trial. Lancet 360:103–106

16. Hsu CY, Joniau S, Oyen R, Roskams T, Van Poppel H (2006) Detection of clinical unilateral T3a prostate cancer by digital rectal examination or transrectal ultrasonography? BJU Int 98:982–985

17. Sciarra A, Barentsz J, Bjartell A, Eastham J, Hricak H, Panebianco V, Witjes JA (2011) Advances in magnetic resonance imaging: how they are changing the management of prostate cancer. Eur Urol 59(6):962–977

18. Touijer K, Scardino PT (2009) Nomograms for staging, prognosis, and predicting treatment outcomes. Cancer 115(13 Suppl):3107–3111

19. Eastham JA, Scardino PT, Kattan MW (2008) Predicting an optimal outcome after radical prostatectomy: the trifecta nomogram. J Urol 179:2207–2210

20. Meuleman EJ, Mulders PF (2003) Erectile function after radical prostatectomy: a review. Eur Urol 43(2):95–101

21. Ficarra V, Novara G, Ahlering TE, Costello A, Eastham JA, Graefen M, Guazzoni G, Menon M, Mottrie A, Patel VR, Van der Poel H, Rosen RC, Tewari AK, Wilson TG, Zattoni F, Montorsi F (2012) Systematic review and meta-analysis of studies reporting potency rates after robot-assisted radical prostatectomy. Eur Urol 62(3):418–430

22. Tal R, Alphs HH, Krebs P, Nelson CJ, Mulhall JP (2009) Erectile function recovery rate after radical prostatectomy: a meta-analysis. J Sex Med 6(9):2538–2546

23. Dubbelman YD, Dohle GR, Schröder FH (2006) Sexual function before and after radical retropubic prostatectomy: a systematic review of prognostic indicators for a successful outcome. Eur Urol 50(4):711–718

24. Kollmeier MA, Zelefsky MJ (2012) How to select the optimal therapy for early-stage prostate cancer. Crit Rev Oncol Hematol 84(Suppl 1):e6–e15

25. NCCN (2013) NCCN Guidelines Version 2.2013 prostate cancer

26. Westover K, Chen MH, Moul J et al (2012) Radical prostatectomy vs radiation therapy and androgen-suppression therapy in high-risk prostate cancer. BJU Int 110(8):1116–1121

27. Gomella LG, Lin J, Hoffman-Censits J et al (2010) Enhancing prostate cancer care through the multidisciplinary clinic approach: a 15-year experience. J Oncol Pract 6(6):e5–e10

28. Zietman AL, Bae K, Slater JD et al (2010) Randomized trial comparing conventional-dose with high-dose conformal radiation therapy in early-stage adenocarcinoma of the prostate: long-term results from proton radiation oncology group/American College of Radiology 95-09. J Clin Oncol 28(7):1106–1111

29. Kuban DA, Tucker SL, Dong L et al (2008) Long-term results of the M.D. Anderson randomized dose-escalation trial for prostate cancer. Int J Radiat Oncol Biol Phys 70(1):67–74

30. Lukka H, Hayter C, Julian JA et al (2005) Randomized trial comparing two fractionation schedules for patients with localized prostate cancer. J Clin Oncol 23(25):6132–6138

31. Michalski JM, Bae K, Roach M et al (2010) Long-term toxicity following 3D conformal radiation therapy for prostate cancer from the RTOG 9406 phase I/II dose escalation study. Int J Radiat Oncol Biol Phys 76(1):14–22

32. Jacobs BL, Zhang Y, Skolarus TA et al (2014) Comparative effectiveness of external-beam radiation approaches for prostate cancer. Eur Urol 65(1):162–168

33. Al-Mamgani A, van Putten WL, Heemsbergen WD et al (2008) Update of Dutch multicenter dose-escalation trial of radiotherapy for localized prostate cancer. Int J Radiat Oncol Biol Phys 72(4):980–988

34. Dearnaley DP, Sydes MR, Graham JD et al (2007) Escalated-dose versus standard-dose conformal radiotherapy in prostate cancer: first results from the MRC RT01 randomised controlled trial. Lancet Oncol 8(6):475–487

35. Roach M 3rd, Bae K, Speight J et al (2008) Short-term neoadjuvant androgen deprivation therapy and external-beam radiotherapy for locally advanced prostate cancer: long-term results of RTOG 8610. J Clin Oncol 26(4):585–591

36. Bolla M, Van Tienhoven G, Warde P et al (2010) External irradiation with or without long-term androgen suppression for prostate cancer with high metastatic risk. 10-year results of an EORTC randomised study. Lancet Oncol 11(11):1066–1073

37. McLeod DG, Iversen P, See WA et al (2006) Bicalutamide 150 mg plus standard care vs. standard care alone for early prostate cancer. BJU Int 97(2):247–254

38. Spratt DE, Pei X, Yamada J et al (2013) Long-term survival and toxicity in patients treated with high-dose intensity modulated radiation therapy for localized prostate cancer. Int J Radiat Oncol Biol Phys 85(3):686–692

39. Zelefsky MJ, Levin EJ, Hunt M et al (2008) Incidence of late rectal and urinary toxicities after three-dimensional conformal radiotherapy and intensity-modulated radiotherapy for localized prostate cancer. Int J Radiat Oncol Biol Phys 70(4):1124–1129

40. Pinkawa M, Gagel B, Piroth MD et al (2009) Erectile dysfunction after external beam radiotherapy for prostate cancer. Eur Urol 55(1):227–234

41. Merrick GS, Butler WM, Wallner KE et al (2004) Permanent interstitial brachytherapy in younger patients with clinically organ-confined prostate cancer. Urology 64(4):754–759

42. Levin WP, Kooy H, Loeffler JS et al (2005) Proton beam therapy. Br J Cancer 93(8):849–854

43. Challapalli A, Jones E, Harvey C, Hellawell GO, Mangar SA (2012) High dose rate prostate

brachytherapy: an overview of the rationale, experience and emerging applications in the treatment of prostate cancer. Br J Radiol 85(Spl iss):S18–S27

44. Zelefsky MJ, Wallner KE, Ling CC et al (1999) Comparison of the 5-year outcome and morbidity of three-dimensional conformal radiotherapy versus transperineal permanent iodine-125 implantation for early-stage prostatic cancer. J Clin Oncol 17(2):517–522

45. Mouw KW, Trofimov A, Zietman AL et al (2013) Clinical controversies: proton therapy for prostate cancer. Semin Radiat Oncol 23(2):109–114

46. Han M, Partin AW, Pound CR, Epstein JI, Walsh PC (2001) Long-term biochemical disease-free and cancer-specific survival following anatomic radical retropubic prostatectomy. The 15-year Johns Hopkins experience. Urol Clin North Am 28:555–565

47. Ploussard G, de la Taille A, Xylinas E, Allory Y, Vordos D, Hoznek A, Abbou CC, Salomon L (2011) Prospective evaluation of combined oncological and functional outcomes after laparoscopic radical prostatectomy: trifecta rate of achieving continence, potency and cancer control at 2 years. BJU Int 107(2):274–279

48. Rassweiler J, Stolzenburg J, Sulser T, Deger S, Zumbé J, Hofmockel G, John H, Janetschek G, Fehr JL, Hatzinger M, Probst M, Rothenberger KH, Poulakis V, Truss M, Popken G, Westphal J, Alles U, Fornara P (2006) Laparoscopic radical prostatectomy – the experience of the German laparoscopic working group. Eur Urol 49:113–119

49. Hruza M, Bermejo JL, Flinspach B, Schulze M, Teber D, Rumpelt HJ, Rassweiler JJ (2013) Long-term oncological outcomes after laparoscopic radical prostatectomy. BJU Int 111(2):271–280

50. Shikanov SA, Zorn KC, Zagaja GP, Shalhav AL (2009) Trifecta outcomes after robotic-assisted laparoscopic prostatectomy. Urology 74(3):619–623

51. Patel VR, Thaly R, Shah K (2007) Robotic radical prostatectomy: outcomes of 500 cases. BJU Int 99(5):1109–1112

52. Kundu SD, Roehl KA, Eggener SE, Antenor JA, Han M, Catalona WJ (2004) Potency, continence and complications in 3,477 consecutive radical retropubic prostatectomies. J Urol 172:2227–2231

53. Noldus J, Michl U, Graefen M, Haese A, Hammerer P, Huland H (2002) Patient-reported sexual function after nerve-sparing radical retropubic prostatectomy. Eur Urol 42:118–124

54. Rogers CG, Su LM, Link RE, Sullivan W, Wagner A, Pavlovich CP (2006) Age stratified functional outcomes after laparoscopic radical prostatectomy. J Urol 176:2448–2452

55. Hoznek A, Salomon L, Olsson LE, Antiphon P, Saint F, Cicco A, Chopin D, Abbou CC (2001) Laparoscopic radical prostatectomy. The Creteil experience. Eur Urol 40(1):38–45

56. Goeman L, Salomon L, La De Taille A, Vordos D, Hoznek A, Yiou R, Abbou CC (2006) Long-term functional and oncological results after retroperitoneal laparoscopic prostatectomy according to a prospective evaluation of 550 patients. World J Urol 24(3):281–288

57. Curto F, Benijts J, Pansadoro A, Barmoshe S, Hoepffner JL, Mugnier C, Piechaud T, Gaston R (2006) Nerve sparing laparoscopic radical prostatectomy: our technique. Eur Urol 49(2):344–352

58. Menon M, Shrivastava A, Kaul S, Badani KK, Fumo M, Bhandari M, Peabody JO (2007) Vattikuti Institute prostatectomy: contemporary technique and analysis of results. Eur Urol 51:648–657

59. Joseph JV, Rosenbaum R, Madeb R, Erturk E, Patel HR (2006) Robotic extraperitoneal radical prostatectomy: an alternative approach. J Urol 175:945–950

60. Zelefsky MJ, Chan H, Hunt M, Yamada Y, Shippy AM, Amols H (2006) Long-term outcome of high dose intensity modulated radiation therapy for patients with clinically localized prostate cancer. J Urol 176:1415–1419

61. Thames HD, Kuban DA, DeSilvio ML, Levy LB, Horwitz EM, Kupelian PA, Martinez AA,

Michalski JM, Pisansky TM, Sandler HM, Shipley WU, Zelefsky MJ, Zietman AL (2006) Increasing external beam dose for T1-T2 prostate cancer: effect on risk groups. Int J Radiat Oncol Biol Phys 65(4):975–981

62. Zietman AL, DeSilvio ML, Slater JD, Rossi CJ Jr, Miller DW, Adams JA, Shipley WU (2005) Comparison of conventional-dose vs. high-dose conformal radiation therapy in clinically localized adenocarcinoma of the prostate: a randomized controller trial. JAMA 294(10): 1233–1239

63. Zelefsky MJ, Fuks Z, Hunt M, Lee HJ, Lombardi D, Ling CC, Reuter VE, Venkatraman ES, Leibel SA (2001) High dose radiation delivered by intensity modulated conformal radiotherapy improves the outcome of localized prostate cancer. J Urol 166(3):876–881

64. Peeters ST, Heemsbergen WD, Koper PC, van Putten WL, Slot A, Dielwart MF, Bonfrer JM, Incrocci L, Lebesque JV (2006) Dose-response in radiotherapy for localized prostate cancer: results of the Dutch multicenter randomized phase III trial comparing 68 Gy of radiotherapy with 78 Gy. J Clin Oncol 24(13):1990–1996

65. Pilepich MV, Krall JM, al-Sarraf M, John MJ, Doggett RL, Sause WT, Lawton CA, Abrams RA, Rotman M, Rubin P et al (1995) Androgen deprivation with radiation therapy compared with radiation therapy alone for locally advanced prostatic carcinoma: a randomized comparative trial of the Radiation Therapy Oncology Group. Urology 45(4):616–623

66. Zelefsky MJ, Cowen D, Fuks Z, Shike M, Burman C, Jackson A, Venkatramen ES, Leibel SA (1999) Long term tolerance of high dose three-dimensional conformal radiotherapy in patients with localized prostate carcinoma. Cancer 85(11):2460–2468

67. Hamilton AS, Stanford JL, Gilliland FD, Albertsen PC, Stephenson RA, Hoffman RM, Eley JW, Harlan LC, Potosky AL (2001) Health outcomes after external-beam radiation therapy for clinically localized prostate cancer: results from the Prostate Cancer Outcomes Study. J Clin Oncol 19(9):2517–2526

68. Mameghan H, Fisher R, Watt WH, Meagher MJ, Rosen M, Farnsworth RH, Tynan A, Mameghan J (1991) Results of radiotherapy for localised prostatic carcinoma treated at the Prince of Wales Hospital, Sydney. Med J Aust 154(5):317–326

69. Mantz CA, Song P, Farhangi E, Nautiyal J, Awan A, Ignacio L, Weichselbaum R, Vijayakumar S (1997) Potency probability following conformal megavoltage radiotherapy using conventional doses for localized prostate cancer. Int J Radiat Oncol Biol Phys 37(3): 551–557

70. Turner SL, Adams K, Bull CA, Berry MP (1999) Sexual dysfunction after radical radiation therapy for prostate cancer: a prospective evaluation. Urology 54(1):124–129

71. Nguyen LN, Pollack A, Zagars GK (1998) Late effects after radiotherapy for prostate cancer in a randomized dose-response study: results of a self-assessment questionnaire. Urology 51(6): 991–997

72. Beckendorf V, Hay M, Rozan R, Lagrange JL, N'Guyen T, Giraud B (1996) Changes in sexual function after radiotherapy treatment of prostate cancer. Br J Urol 77(1):118–123

第 **8** 章

初始治疗失败后的早期诊断：多参数 MRI 和 PET-CT

8.1 引言

前列腺癌是男性中最常见的肿瘤,也是引起肿瘤相关死亡的第二大原因(仅次于肺癌)[1]。

目前,根据肿瘤根治标准,耻骨后前列腺癌根治术(RP)采用先进的外科技术,可以确保患者功能恢复较好,但是术后局部复发率高仍然是一个重要问题。PSA 是一个非特异性肿瘤标记物,但值得强调的是,RP 后血清 PSA 水平升高提示局部复发或远处转移。

此外,血清 PSA 水平持续性升高可能是由于残存的腺体组织[2]。10 年随访发现,RP 后 20%~50% 的患者肿瘤复发, 而之前往往伴有血清 PSA 水平升高[3]。而且,生化复发常常与临床及影像学表现不匹配。众所周知,16%~35% 的病例在初始治疗后的 5 年内接受二线治疗[4]。Freedland 等人[5]的研究表明,生化复发平均要比临床复发提前 5 年,治疗结束与生化复发的间隔时间是癌症相关生存率的预测指标。

根据 EAU 指南,RP 后治疗失败系指 PSA 水平升高, 尤其是连续两次 PSA > 0.2 ng/mL,这意味着肿瘤生化复发[6]。

根据这个标准,一旦诊断生化复发,区分局部复发还是远处转移就很重要,这样才能选择最好的治疗方法。

基于此,临床医生常借助一些参数区分局部复发和远处转移。根据EAU指南,理论上有2个指标可以评价肿瘤局部复发情况:RP后6~12个月内PSA升高超过0.2 ng/mL高度则可疑局部复发,而PSA短时间内升高提示远处转移且进展;另一个指标就是PSA倍增时间(PSAdt),通过公式计算:$PSAdt = [\log(2) \times t]/[\log(PSA 延迟) - \log(PSA 提前)]$[7]。

已经提出了好几个PSAdt值作为诊断阈值以区分局部复发和远处转移。一些学者认为,PSAdt小于4个月与远处转移密切相关,而PSAdt中位值>12个月则意味着局部复发[8]。在其他的文献中,根治术后12个月内PSA升高或者PSAdt ≤ 6个月的患者可能会有全身转移,而那些延迟生化失败(如治疗24个月以后复发或者PSAdt > 12个月)的患者更可能出现局部复发[9]。

其他的信息可以通过RP后的病理检查获得。国际抗癌联盟(UICC)的TNM分期系统建议,病理不仅需要报告肿瘤位置,还需要说明前列腺外侵犯程度,因为侵犯程度与复发危险性有关[10]。而这又与手术切缘状态有关,因此即使没有足够的证据证明手术切缘阳性与复发风险有关[11],手术切缘的状态也被认为是生化复发的独立危险因素,尤其是局部复发。

治疗前列腺癌RP后复发的方法有多种,具体选用哪种仍有争议。如果没有远处转移,PSA水平升高可能源于局部肿瘤残存或复发,补救性放疗理论上是第一选择;但是如果存在远处转移,就没必要进行前列腺窝放疗,这样只会增加患者死亡率,相关治疗包括激素剥夺治疗[12]。

由于上述多种原因,迫切需要一种影像技术能够发现小的复发灶并做出诊断(炎症、瘢痕组织、残存的正常前列腺组织或者残余肿瘤组织)。这种技术应该能够在PSA处于较低水平(<1 ng/mL)时发现残余肿瘤,以便早期开始合适的治疗。如今已经有多种影像技术,但是它们都有缺点,常常不能做出可靠的诊断。经直肠超声(TRUS)对早期复发肿瘤既没有高的敏感度,也没有高的特异性[13],目前EAU指南对PSA升高<1 ng/mL的患者不推荐TRUS引导下的前列腺窝穿刺。Scattoni等[14]的研究证明,前列腺癌RP后

PSA<1.0 ng/mL 的患者,TRUS 引导下穿刺检测局部复发的敏感度有限,为 25%~54%。

近年来,新的采集技术使得能够开发融合解剖学、生物学和功能信息的影像技术。多参数磁共振成像(mp-MRI)和单光子发射断层成像/计算机断层成像(PET-CT)是用于前列腺癌复发早期诊断的有用工具。如今 MRI 和 PET-CT 都可以发现细胞代谢的变化。MR 波谱成像可以显示前列腺代谢物的相对浓度,如胆碱、柠檬酸和肌酸。PET-CT 能够通过不同的示踪剂显示细胞代谢,常用的示踪剂有 ^{18}F-氟代脱氧葡萄糖(^{18}F-FDG)、^{11}C-蛋氨酸、^{11}C-乙酸盐和胆碱(用 ^{11}C 或 ^{18}F 标记)。大量文献表明,胆碱不仅是分析最多的放射性药物,也很可能是识别前列腺癌细胞最有用的药物。代谢显像的目的应该是有最佳空间分辨率以便发现小病灶,如 RP 后局部复发,尤其是在生化失败但 PSA 水平非常低的患者。

据我们所知,mp-MRI 和 PET-CT 都在前列腺癌诊断,尤其是前列腺癌初始治疗后局部复发的诊断方面取得了满意的效果。

8.2　PET-CT

PET-CT 是一种分子成像技术,PET 通过单次全身扫描获得肿瘤的代谢和功能特征,再与 CT 检查获得的解剖信息融合。而且融合的 PET-CT 图像可以通过专用的工作站,多参数、多方位(轴位、矢状和冠状面)进行评估。

恶性肿瘤通常以糖代谢增强为特征。正因为恶性肿瘤细胞比良性细胞糖代谢水平高,所以最有用的放射性药物是 ^{18}F-FDG——一种糖的类似物。

前列腺癌具有恶性生物学行为,但是糖代谢水平非常低,已经有几种放射性药物被建议用于前列腺癌的 PET-CT 检查。

根据文献结果,最有应用前景的示踪剂是胆碱(图 8.1)。用 ^{11}C(由于核素快速衰变,在 PET 中心由回旋加速器制备)或 ^{18}F(半衰期较长,为 1100 天)标记。

已经有多项研究对胆碱 PET-CT 在前列腺癌分期及再分期的准确性进行了评估[16]。

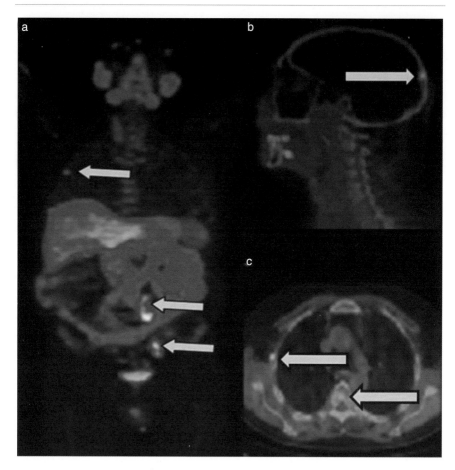

图 8.1 一例 69 岁患者在进行了前列腺癌根治性切除术后出现生化复发(PSA 为 2.3ng/mL)的胆碱 PET–CT 影像。(a)轴位冠状融合 PET–CT 显示,右侧第 III 肋外侧弓以及在主动脉旁和同侧髂淋巴结有示踪剂吸收。在后切缘未发现吸收。(b)矢状位融合 PET–CT 影像显示枕管上局灶性吸收。(c)轴位融合 PET–CT 显示,在 T6 体部和右侧旁第 III 肋的外侧弓有两处局灶性吸收。所有这些表明均与骨和淋巴结转移相等。(见彩插)

　　胆碱是卵磷脂的组成部分,而卵磷脂是细胞膜的重要成分。肿瘤组织细胞膜生物合成非常快,胆碱激酶活性上调,尤其是前列腺癌细胞上升更明显,这导致胆碱吸收增多[17]。

这种放射性药物已被用于多种肿瘤的检测，如脑肿瘤[18]、肺癌[19]和膀胱癌[20]。

但是它的主要临床应用还是前列腺癌的研究，近些年有非常多的相关文献发表。实际上 [11]C-胆碱在盆腔只被前列腺组织摄取，这种特征也被肿瘤组织保留。[11]C-胆碱通过尿道的清除可以忽略。

至于 ^{18}F-FDG，一些研究显示在前列腺癌患者中，胆碱 PET-CT 比 ^{18}F-FDG 检测出更多的淋巴结转移和骨转移灶[21]。

此外，Picchio 等人[22]的研究显示，胆碱 PET-CT（42%）比 ^{18}F-FDG PET/CT（27%）能够发现更多的可疑复发灶，证明胆碱 PET 能够更加准确地检测局部复发和远处转移。

虽然已对胆碱 PET 在探测前列腺原发肿瘤[23]及治疗前分期中的作用[25,26]有多项研究，尤其是与 PSA 值的相关性[27]，但是它的作用仍不甚清晰。一些良性疾病也会有胆碱吸收，如前列腺增生或前列腺炎。

因此，这种成像方法的主要应用是前列腺癌再分期。而且胆碱 PET-CT 的主要作用就体现在能够在前列腺癌根治性外科手术治疗后生化复发的患者中确定复发灶的位置[28,29]。

Heinisch 等[30]的单中心回顾性研究分析了 31 列 RP 后的患者，发现在 17 例生化复发且 PSA<5ng/mL 的患者中，8 例（47%）[18]F-胆碱 PET/CT 结果阳性。而且，其中又有 7 例活检或者疾病进程证实为恶性。

Rinnab 等人[31]的单中心回顾性研究分析了 50 例前列腺癌初始治疗后生化复发的患者（平均血清 PSA 水平：3.62 ng/mL；范围为 0.5~13.1 ng/mL）。作者发现在 PSA<2.5 ng/mL 的患者中，[11]C-胆碱 PET-CT 的敏感性和特异性分别为 91% 和 50%。在另一项单中心回顾性研究中，Rinnab 等人[32]招募了 31 例 RP 后生化复发的患者（平均血清 PSA 水平：2.8ng/mL。范围为 0.41~11.6ng/mL），[11]C-胆碱 PET-CT 的敏感性为 93%，特异性为 36%，阳性预测值 PPV 为 80%，阴性预测值 NPV 为 67%。

Castellucci 等人[33]招募了 190 例 RP 后生化复发的患者（平均血清 PSA 水平：4.2 ng/mL。范围为 0.2~25.4 ng/mL），发现 [11]C-胆碱 PET-CT 的总体敏感性为 73%，特异性为 69%。他们又进行了另一项单中心回顾性研究[34]，共有 102 例 RP 后生化复发的患者（血清 PSA 水平范围为 0.2~1.5 ng/mL)进行 [11]C-胆碱 PET-CT 扫描，所有在 PET-CT 上怀疑局部复发的病灶进行 TRUS 引导下穿刺验证，结果显示，[11]C-胆碱 PET-CT 探测局部复发的敏感性为 53.8%，特异性为 100%(没有假阳性结果）。Giovacchini 等[35]的单中心回顾性研究中，对 170 例 RP 后生化复发的患者进行了 [11]C-胆碱 PET-CT 扫描，检查时平均血清 PSA 水平为 3.24 ng/mL(范围 0.23~48.6 ng/mL)，平均 PSAdt 为 9.37 个月，PET-CT 敏感性为 87%，特异性为 89%，PPV 为 87%，NPV 为 89%，准确性为 88%。在这项研究中，PET-CT 阳性发现用淋巴结活检、尿道/膀胱颈吻合口活检组织学证实，PET-CT 随访发现进展的病例伴随 PSA 水平升高，局部或系统性治疗后胆碱吸收消失或者明显下降，对胆碱吸收部位做靶点放疗后 PSA 下降大于 50%。

在 Giovacchini 等的第二项单中心回顾性研究[36]中，招募了 358 例 RP 后生化复发的患者，平均 PSA 水平为 3.77ng/mL（范围为 0.23~45.2ng/mL)。所有的患者进行 [11]C-胆碱 PET-CT 扫描，并通过组织学分析验证，发现总体敏感性为 85%，特异性为 93%，PPV 为 91%，NPV 为 87%，准确性为 89%。

在 Giovacchini 等的第三项单中心回顾性研究[37]中，从一个含有 2124 例患者的数据库中，回顾性地分析了 109 例生化复发的患者（检查前平均 PSA 水平为 1.31 ng/mL，范围为 0.22~16.76 ng/mL)，[11]C-胆碱 PET-CT 扫描发现阳性病例 12 例，其中 4 例局部复发，8 例盆腔淋巴结转移。

上述研究都有一个相对的缺点，就是缺乏局部复发程度的信息。

Reske 等[38]的单中心回顾性研究分析了 49 例患者，平均 PSA 水平为 2 ng/mL，病灶最大径的中位数为 1.7cm（范围为 0.9~3.7 cm)，[11]C-胆碱 PET-CT 检查结果用 TRUS 活检验证，发现 [11]C-胆碱 PET-CT 的敏感性为 73%，特异性为 88%，PPV 为 92%，NPV 为 61%，准确性为 78%。

到目前为止，前列腺癌复发灶部位的胆碱 PET-CT 总体敏感性范围为 38%~98%，而且胆碱 PET-CT 阳性检测率随着 PSA 值的升高而升高。

上述引用的所有研究有一个最重要的特征，就是胆碱 PET-CT 阳性检测率与前列腺癌再分期患者的 PSA 值有紧密的关系。在过去 10 年中，不同的作者提出了一些 PSA 阈值以帮助选出能够从胆碱 PET-CT 获益的患者。Cimitan 等[39]建议将 PSA 阈值设为 4 ng/mL，PSA>4 ng/mL 出现远处转移的可能性更大。

现已发现 PSA 值越高的胆碱 PET-CT 扫描，检出率越高：PSA<1 ng/mL 时，检出率为 36%；PSA 值在 1~2ng/mL 时，为 43%；PSA 值在 2~3 ng/mL 时，为 62%；PSA≥3 ng/mL 时，为 73%[40]。

最近，一些作者建议降低 PSA 阈值，以使患者能够进行个体化的胆碱 PET-CT 扫描。Rinnab 等人建议将阈值设为 1.5 ng/mL，但是普遍认为，在血清 PSA 水平 ≥2 ng/mL 的患者中进行检查，敏感性更高[31,32,41]。

最近，研究人员将注意力转移到 PSA 动力学参数，如之前提到的 PSAdt，另一个就是 PSA 速率（PSAve），它是 PSA 的衍生物，PSA 值随时间的变化满足线性回归，从而可计算出[9]。

根据文献数据，PSAdt 和 PSAve 值与前列腺癌相关死亡风险有关[42]。另外，RP 后生化复发的患者发生远处转移的风险取决于 PSA 和 PSAdt 的值。当 PSAdt 大于 6 个月时，即使绝对 PSA 值>30 ng/mL，发生转移的风险也小于 3%；而如果 PSAdt 小于 6 个月，PSA>10 ng/mL 时，发生转移的风险已接近 50%[43]。

Partin 等[44]评估了 PSAve 在预测 RP 后复发中的作用，发现 PSAve、Gleason 评分和病理分期联合应用更有利于鉴别局部复发和远处转移。

一般来说，胆碱 PET-CT 在 PSAve>2 ng/mL/年或 PSAdt ≤ 6 个月的患者中敏感性更高[45]。有作者建议 PSAve>1 ng/mL/年的患者应该进行胆碱 PET-CT 扫描[46]，但 PSAve 阈值设为 2 ng/mL/年似乎更能够准确地区分 PET-CT 阳性和阴性的患者。

在所有引用的文献中，胆碱 PET-CT 常常是在发现远处转移（包括淋巴结转移和骨转移）中表现为高的检出率或敏感性，对局部复发诊断的数据尚不一致。尤其在 PSA<1.5 ng/mL 时，胆碱 PET-CT 发现局部复发的概率非常低，可能是由于 PET 空间分辨率有限（5~6mm），不足以检测到小病灶。

在一篇综述中，Picchio 等[41]不建议 PSA <1 ng/mL 的患者常规应用胆碱 PET-CT 检测前列腺癌局部复发灶的位置。

总之,根据文献数据,胆碱 PET-CT 在前列腺癌患者治疗中发挥一定作用,尤其是在再分期中, 它对远处转移的敏感性高, 在 PSA>2 ng/mL、PSAdt<6 个月及 PSAve>2 ng/mL/年的患者中检出率高。到目前为止, 胆碱 PET-CT 在检测前列腺癌根治切除后局部复发中的作用尚不清楚。

8.3 多参数 MRI

在过去的 20 年中,MRI 的应用已有了一些进展。高场强下采用直肠内线圈进行 MR 成像,尤其是 T2WI,能够对前列腺进行形态学成像。最近一些其他互补的功能学方法, 如动态增强 MRI (DCE-MRI)、1H-波谱成像(1H-MRSI)和弥散加权成像(DWI),可以提高前列腺癌的检出率并进行分期。DCE-MRI 是在注射钆造影剂后采用梯度回波 T1 加权序列扫描,以评估新血管生成。因此,它可以发现血管生成较多的肿瘤[47]。DWI 可以提供组织细胞结构和细胞膜完整性的定性和定量信息。导管内和细胞外的水分子可以自由运动。前列腺癌患者的细胞外间隙减小,因此水分子运动受限,导致表观弥散系数降低。DWI 无需注射外源性造影剂,因此也被认为是最简单实用的检查方式[48]。MRSI 是前列腺的三维数据集,体素范围为 0.24~0.34 cm[49],并能够发现体素内代谢物的相对浓度,如柠檬酸、胆碱和肌酸。最近研究发现,前列腺癌内柠檬酸水平下降,而肌酸,尤其是胆碱水平升高。胆碱与肌酸之和与柠檬酸的最大比值可以区分前列腺癌组织和正常组织[50]。根据文献,每个体素都可以按照以下标准分组:比值<0.2 为纤维组织或瘢痕组织,比值>0.2 而<0.5 时,为残存的正常前列腺腺体组织;比值>0.5 而<1 时,可能为复发性前列腺癌;如果比值>1, 则肯定是复发性前列腺癌组织 [51]。与 DWI 或者 DCE-MRI 相比,MRSI 技术更为复杂,需要更长的采集时间。多参数 MRI 空间分辨率高,能够对前列腺癌进行定位,刻画前列腺癌特征,发现微小病灶,从而更好地区分正常组织和肿瘤组织。但这项技术复杂,尤其是 MRSI,需要有经验和经过训练的影像医师。近来,多参数 MRI 已超越其他的影像方法成为诊断 RP 后前列腺癌复发的有用工具[52]。

一旦根据血清 PSA 水平诊断了 RP 后生化进展,确定是局部复发还是远处转移是制订治疗方案的关键,同时应该考虑残留腺体组织的可能。在这种情况下,影像诊断技术能够帮助区分局部复发和全身复发,指导选择最佳治疗方案,即局部复发行放疗,远处转移行激素治疗[12]。对于放射肿瘤医师,因为放疗剂量不同,区分前列腺残存正常组织和局部复发组织尤其重要[53]。

　　血清 PSA 水平高于 1 ng/mL 时建议行胆碱 PET-CT 扫描,因为胆碱 PET-CT 在 PSA 水平较高的 RP 后前列腺癌患者中,检测淋巴结转移、远处复发和局部复发有较高敏感性和特异性。而且胆碱 PET-CT 发现局部复发的能力与病灶大小有关,病灶直径大于 1cm 时,检测率较高[54]。

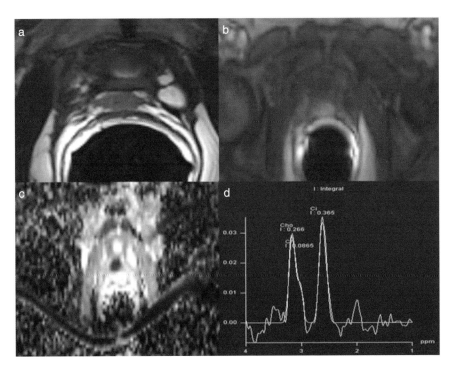

图 8.2　一位 64 岁老人,耻骨后前列腺癌根治性切除术后 PSA 持续上升(0.75ng/mL),怀疑局部复发,多参数核磁影像。(a)T2 加权像显示距离尿道口 40mm 直肠前壁显示一个大约 1cm 的高信号肿物。(b)T1 加权像显示病理组织明显增强。(c)重建于 b 值为 0、500 和 1000s/mm 时获得的影像得到的 ADC 图显示与 T2 加权像相一致的比较暗的组织。(d)磁共振波谱显示一个胆碱峰值,且胆碱与肌酸之和与柠檬酸比值大于 0.9。所有这些结果与局部复发一致。

Ch-PET-CT 适用于 PSA 水平较高的患者，但在 RP 后生化改变较低的患者(0.2 ng/mL<PSA<1 ng/mL)，局部复发对于放射肿瘤医师非常重要。

在多参数 MRI 中，DCE-MRI 是发现局部复发最可靠的方法[55-58]。

到目前为止，已经有几项研究证明了 MRI 在发现肿瘤局部复发中的作用。目前，RP 后多参数 MRI，尤其是功能成像，能够诊断小的局部复发灶，区分残余腺体组织、纤维化和结节复发，可能还可以确定结节复发的侵袭

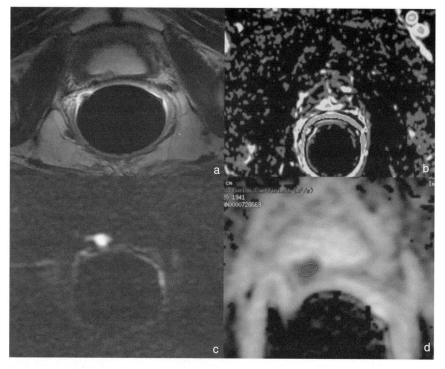

图 8.3 一位 74 岁老年男性前列腺癌患者在根治性切除术后，PSA 进展 (PSA 血清菌 0.43ng/mL)，怀疑局部复发的多参数核磁影像。(a)轴位 T2 加权像显示在直肠前壁吻合口周围后部距离输尿管口约 12mm 的地方有一处 7mm 的突性结节，与盆腔肌肉相比信号稍高。(b)轴位 T1 加权像彩色图像示病理组织明显增高。(c)轴位 DWI 图像在 b 值= 1000s/mm 时，水分子的扩散现象明显受到限制。(d)轴位 ADC 图重建于 b 值为 0、500 和 1000 时的图像，显示与 T2 加权像一致的比较暗的区域，在彩色图像显示为多血管的结节，所有这些表现与局部复发一致。(见彩插)

性。Panebianco 等[59]对比了局部复发灶的 ADC 值和组织学结果，高度侵袭性复发灶的 ADC 均值和标准差为 0.5±0.23 mm²/s，中度侵袭性复发灶的 ADC 值为 0.8±0.09 mm²/s，低度侵袭性复发灶为 1.1±1.17 mm²/s；组织学证实含有残余腺体组织的患者 ADC 值高于 1.3 mm²/s（平均 ADC 值为 1.4；范围为 1.3~1.7）。

吻合口周围纤维化在 T2WI 上表现为低信号，DCE-MRI 上无强化。在 DCE-MRI 中，所有良性结节早期强化程度低于 50%，而所有的复发灶呈现平台或流出后呈早期明显强化。复发灶在 T2WI 上表现为相对骨盆肌肉的中高信号肿物，静脉注射造影剂后有强化。

在一项单中心回顾性研究中，Sella 等人[56]分析了 48 例 RP 后生化复发的患者，病灶平均大小（最大径）为 1.4cm（范围为 0.8~4.5cm），平均血清 PSA 水平为 2.18 ng/mL（范围为 0~10 ng/mL），MRI 的敏感度和特异度分别为 95% 和 100%，但这项研究所采用的患者样本有限，而且局部复发灶非常大，PSA 值非常高。

后续的研究印证了在前列腺癌 RP 后生化进展患者中，MRI 对检测局部复发有重要作用。

Cirillo 等[60]在含有 72 名患者（局部复发灶直径范围为 0.8~3.5 cm，平均为 1.7 cm；平均 PSA 水平为 1.23±1.3 ng/mL，范围为 0.2~8.8 ng/mL）的群体中进行了 T2WI 和 DCE 扫描，发现 T2WI 的敏感度、特异度和准确度分别为 61.4%、82.1% 和 69.4%，DCE 图像的敏感度、特异度和准确度分别为 84.1%、89.3% 和 86.1%。

在一项单中心回顾性研究中，Casciani 等[57]分析了 DCE-MRI 在 RP 后患者（病灶平均直径为 1.5cm，范围为 0.4~4.0cm；平均 PSA 水平为 1.9 ng/mL，范围为 0.1~6.0 ng/mL）中的应用，得到的敏感度、特异度和准确度分别为 88%、100% 和 94%。

尽管这些研究采用的样本量较大，平均 PSA 水平也不是特别高，但是也有一定的局限性，那就是局部复发灶平均直径一般>1.5cm。

Sciarra 等[58]在一组 70 名患者的群体中（A 组 PSA 平均水平为 1.26 ng/mL，病灶平均大小为 13.3 mm；B 组平均 PSA 水平为 0.8 ng/mL，病灶平均大小为 6 mm)对 ¹H-MRSI 和 DCE-MRI 进行了比较,结果显示,¹H-MRSI 的敏感度为 71%~84%,特异度为 83%~88%;DCE 的敏感度为 71%~79%,特异度为 94%~100%；两者结合使用的敏感度为 86%~87%，特异度为 94%~100%。

最近一项对 84 名患者的研究[61](A 组 PSA 平均水平为 1.1 ng/mL,病灶平均大小为 6 mm;B 组平均 PSA 水平为 1.9 ng/mL，病灶平均大小为 13.3mm)证明 ¹H-MRSI 和 DCE-MRI 相结合是发现前列腺癌局部复发灶的有效方法,而且在 RP 后生化改变较低的患者(PSA 水平:0.2~2 ng/mL)中识别小病灶比 Ch-PET-CT 更为准确。

最后两项研究患者量较大,复发病灶<1.5 cm,但是没有比较 DCE-MRI 和 DWI。

如今,DWI 由于具有无创性,引起了人们越来越多的兴趣。作为一项新兴技术,DWI 不需要外源性对比剂,因此也最为简单实用[62]。在检测前列腺癌[63]、对确定性放疗后生化失败的前列腺癌患者的局部复发灶进行定位[64]方面,DWI 是一个强有力的工具。在最近一项研究中,Gennarini 等人[65]报道了 5 例 RP 及盆腔淋巴结清扫后生化复发的患者,只有 DWI 能检测到局部复发灶。最近研究证明,在外照射放疗后[64]或 RP 后[65]的患者,DWI 对检测局部复发有重要作用,虽然这些初步研究只是基于小样本病例。

Panebianco 等[59]在一项单中心回顾性研究中分析了大样本病例(262 名 consecutive 男性患者，均表现为 RP 后血清 PSA 水平升高) 以进一步证实 3T DWI 在发现局部复发灶中的作用。总而言之,DWI 准确性略低于 DCE (A 组分别为 92%、93%,B 组分别为 89%、91%),作者推测可能是由于 DWI 受内在扭曲伪影和背景噪声影响更为明显。但是在某些情况下,DCE 不能确诊局部复发灶而 DWI 是检出病灶的首选。例如,只用 DCE 有时不能区分前列腺周围强化的静脉丛和复发肿瘤[66]。因此,当有这种潜在疑难点时,有必要进行 DWI 检查,以排除前列腺切除术后前列腺窝残存病理组织。这种作用使 DWI 的诊断能力更加显著,几乎可以比得上 DCE-MRI,成为到目前为止检测前列腺癌局部复发灶最为可靠的 MRI 技术,因此肾衰竭患者前列腺切除术后前列腺窝 MR 成像序列只包括形态学 T2WI 和 DW 成像。另外,这些研究结果为 DWI 替代 DCE-MRI 用于 RP 后随访奠定了基础，因为 DWI 检测局部复发灶的敏感度、特异度和准确度都比较高。除此之外，相比 DCE，DWI 的优点还有采集时间短及可重复性，而且 DWI 无需静脉内注射造影剂，不会有发生并发症的危险。

结论

胆碱 PET-CT 是检测前列腺癌远处转移最有前景的全身成像方式，因为它对小淋巴结定位和骨转移都有较高的敏感度。由于标记物的内在特性，并且单次扫描能够获得疾病代谢和解剖的双重信息，因此胆碱 PET-CT 对前列腺癌患者的临床治疗和预后都有积极的影响。

如果根据平均 PSA 值和 PSA 动力学参数（如 PSAdt 和 PSAve）充分地挑选合适的患者，尤其是准备手术的患者，胆碱 PET-CT 的这种作用将更显著。而且选择适合进行胆碱 PET-CT 扫描的患者时，必须考虑患者是否同时进行激素治疗，这可能会对检查敏感度造成负面影响。到目前为止，PET-CT 对局部复发的检出率似乎很低，可能是由于 PET 空间分辨率（5~6mm）低，不足以发现小病灶。

最近，多参数 MRI 超越其他成像方式被推荐为 RP 后前列腺癌患者局部复发诊断的有用工具，但是到目前为止，MRI 在医院还不能广泛应用，而且 MRI 扫描耗时较长，对结节和远处转移的检出率也不高。目前，RP 后多参数 MRI 用于血清 PSA 水平在 0.2~1 ng/mL 时小的局部复发灶的诊断，而这种情况下胆碱 PET-CT 并不适用。多参数 MRI，由于有功能成像，也可以鉴别残存腺体组织、纤维化和结节样复发，而且可能还可以确定结节复发的侵袭性。

未来的研究需要评估胆碱 PET-CT 在诊断前列腺癌局部复发中的作用。特别值得注意的是，最近出现的混合型 PET/MRI 扫描仪可以提高前列腺癌在前列腺窝复发的诊断。

参考文献

1. Parker SL, Tong T, Bolden S, Wingo PA (1997) Cancer statistics, 1997. Cancer J Clin 47(1): 5–27
2. Bill-Axelson A, Holmberg L, Filén F et al (2008) Radical prostatectomy versus watchful waiting in localized prostate cancer: the Scandinavian prostate cancer group-4 randomized trial. J Natl Cancer Inst 100(16):1144–1154
3. Han M, Partin AW, Zahurak M, Piantadosi S, Epstein JI, Walsh PC (2003) Biochemical (prostate specific antigen) recurrence probability following radical prostatectomy for clinically localized prostate cancer. J Urol 169(2):517–523
4. Grossfeld GD, Stier DM, Flanders SC et al (1998) Use of second treatment following definitive local therapy for prostate cancer: data from the caPSURE database. J Urol 160:1398–1404
5. Freedland SJ, Humphreys EB, Mangold LA, Eisenberger M, Partin AW (2006) Time to prostate specific antigen recurrence after radical prostatectomy and risk of prostate cancer specific mortality. J Urol 176:1404–1408
6. Amling CL, Bergstralh EJ, Blute ML, Slezak JM, Zincke H (2001) Defining prostate specific antigen progression after radical prostatectomy: what is the most appropriate cut point? J Urol 165:1146–1151
7. Svatek R, Karakiewicz PI, Shulman M, Karam J, Perrotte P, Benaim E (2006) Pre-treatment nomogram for disease-specific survival of patients with chemotherapy-naive androgen independent prostate cancer. Eur Urol 49(4):666–674
8. EAU (2012) Guidelines on prostate cancer. European Association of Urology, Arnhem
9. Roberts SG, Blute ML, Bergstralh EJ, Slezak JM, Zincke H (2001) PSA doubling time as a predictor of clinical progression after biochemical failure following radical prostatectomy for prostate cancer. Mayo Clin Proc 76(6):576–581
10. Marks RA, Koch MO, Lopez-Beltran A, Montironi R, Juliar BE, Cheng L (2007) The relationship between the extent of surgical margin positivity and prostate specific antigen recurrence in radical prostatectomy specimens. Hum Pathol 38(8):1207–1211
11. Stephenson AJ, Scardino PT, Kattan MW et al (2007) Predicting the outcome of salvage radiation therapy for recurrent prostate cancer after radical prostatectomy. J Clin Oncol 25(15): 2035–2041
12. Loblaw D, Mendelson DS, Talcott JA et al (2004) American society of clinical oncology recommendations for the initial hormonal management of androgen sensitive metastatic, recurrent, or progressive prostate cancer. J Clin Oncol 22:2927–2941
13. Leventis AK, Shariat SF, Slawin KM (2001) Local recurrence after radical prostatectomy. Correlation of US features with prostatic fossa biopsy findings. Radiology 219:432–439
14. Scattoni V, Montorsi F, Picchio M, Roscigno M, Salonia A, Rigatti P et al (2004) Diagnosis of local recurrence after radical prostatectomy. BJU Int 93(5):680–688
15. Goldenberg SL, Carter M, Dashefsky S, Cooperberg PL (1992) Sonographic characteristics of the urethrovesical anastomosis in the early post-radical prostatectomy patient. J Urol 147:1307–1309
16. Picchio M, Crivellaro C, Giovacchini G, Gianolli L, Messa C (2009) PET-CT for treatment planning in prostate cancer. Q J Nucl Med Mol Imaging 53(2):245–268
17. Schillaci O, Calabria F, Tavolozza M, Cicciò C, Carlani M, Caracciolo CR et al (2010) 18F-choline PET/CT physiological distribution and pitfalls in image interpretation: experience in 80 patients with prostate cancer. Nucl Med Commun 31(1):39–45

18. Hara T, Kosaka N, Shinoura N, Kondo T (1997) PET imaging of brain tumor with [methyl-11C]choline. J Nucl Med 38:842–847
19. Khan N, Oriuchi N, Zhang H et al (2003) A comparative study of 11C-choline PET and [18F] fluorodeoxyglucose PET in the evaluation of lung cancer. Nucl Med Commun 24:359–366
20. Picchio M, Treiber U, Beer AJ et al (2006) Value of 11C-choline PET and contrast-enhanced CT for staging of bladder cancer: correlation with histopathologic findings. J Nucl Med 47:938–944
21. García JR, Soler M, Blanch MA, Ramírez I, Riera E, Lozano P et al (2009) PET/CT with (11) C-choline and (18)F-FDG in patients with elevated PSA after radical treatment of a prostate cancer. Rev Esp Med Nucl 28(3):95–100
22. Picchio M, Messa C, Landoni C et al (2003) Value of [11C]choline-positron emission tomography for re-staging prostate cancer: a comparison with [18F]fluorodeoxyglucose-positron emission tomography. J Urol 169:1337–1340
23. Scher B, Seitz M, Albinger W et al (2007) Value of 11C choline PET and PET/CT in patients with suspected prostate cancer. Eur J Nucl Med Mol Imaging 34:45–53
24. Giovacchini G, Picchio M, Coradeschi E et al (2008) [(11)C]choline uptake with PET/CT for the initial diagnosis of prostate cancer: relation to PSA levels, tumour stage and anti-androgenic therapy. Eur J Nucl Med Mol Imaging 35:1065–1073
25. Rinnab L, Blumstein NM, Mottaghy FM et al (2007) 11C choline positron-emission tomography/computed tomography and transrectal ultrasonography for staging localized prostate cancer. BJU Int 99:1421–1426
26. Schiavina R, Scattoni V, Castellucci P et al (2008) (11)C-choline positron emission tomography/computerized tomography for preoperative lymph-node staging in intermediate-risk and high-risk prostate cancer: comparison with clinical staging nomograms. Eur Urol 54:392–401
27. Calabria F, Chiaravalloti A, Tavolozza M, Ragano-Caracciolo C, Schillaci O (2013) Evaluation of extraprostatic disease in the staging of prostate cancer by F-18 choline PET/CT: can PSA and PSA density help in patient selection? Nucl Med Commun 2013 34(8):733–740
28. Heidenreich A, Aus G, Bolla M et al (2008) EAU guidelines on prostate cancer. Eur Urol 53:68–80
29. Fazio F, Picchio M, Messa C (2004) Is 11C-choline the most appropriate tracer for prostate cancer? Eur J Nucl Med Mol Imaging 31:753–756
30. Heinisch M, Dirisamer A, Loidl W et al (2006) Positron emission tomography/computed tomography with F-18-fluorocholine for restaging of prostate cancer patients: meaningful at PSA < 5 ng/ml? Mol Imaging Biol 8(1):43–48
31. Rinnab L, Mottaghy FM, Blumstein NM et al (2007) Evaluation of [11C]-choline positron-emission/computed tomography in patients with increasing prostate-specific antigen levels after primary treatment for prostate cancer. BJU Int 10(4):786–793
32. Rinnab L, Simon J, Hautmann RE et al (2009) (11)C-choline PET/CT in prostate cancer patients with biochemical recurrence after radical prostatectomy. World J Urol 27(5):619–625
33. Castellucci P, Fuccio C, Nanni C et al (2009) Influence of trigger PSA and PSA kinetics on 11C-choline PET/CT detection rate in patients with biochemical relapse after radical prostatectomy. J Nucl Med 50(9):1394–1400
34. Castellucci P, Fuccio C, Rubello D et al (2011) Is there a role for 11C-choline PET/CT in the early detection of metastatic disease in surgically treated prostate cancer patients with a mild PSA increase < 1.5 ng/ml? Eur J Nucl Med Mol Imaging 38(1):55–63
35. Giovacchini G, Picchio M, Scattoni V et al (2010) PSA doubling time for prediction of [(11)C] choline PET/CT findings in prostate cancer patients with biochemical failure after radical prostatectomy. Eur J Nucl Med Mol Imaging 37(6):1106–1116
36. Giovacchini G, Picchio M, Briganti A et al (2010) [11C]-choline positron emission tomogra-

phy/computerized tomography to restage prostate cancer cases with biochemical failure after radical prostatectomy and no disease evidence on conventional imaging. J Urol 184(3): 938–943

37. Giovacchini G, Picchio M, Coradeschi E et al (2010) Predictive factors of (11)C-choline PET/CT in patients with biochemical failure after radical prostatectomy. Eur J Nucl Med Mol Imaging 37(2):301–309

38. Reske SN, Blumstein NM, Glatting G (2008) [11C]-choline PET/CT imaging in occult local relapse of prostate cancer after radical prostatectomy. Eur J Nucl Med Mol Imaging 35(1): 9–17

39. Cimitan M, Bortolus R, Morassut S, Canzonieri V, Garbeglio A, Baresic T et al (2006) [18F] fluorocholine PET/CT imaging for the detection of recurrent prostate cancer at PSA relapse: experience in 100 consecutive patients. Eur J Nucl Med Mol Imaging 33(12):1387–1398

40. Krause BJ, Souvatzoglou M, Tuncel M et al (2008) The detection rate of (11)C-Choline-PET/ CT depends on the serum PSA-value in patients with biochemical recurrence of prostate cancer. Eur J Nucl Med Mol Imaging 35:18–23

41. Giovacchini G, Picchio M, Parra RG, Briganti A, Gianolli L, Montorsi F et al (2012) Prostate-specific antigen velocity versus prostate-specific antigen doubling time for prediction of 11C choline PET/CT in prostate cancer patients with biochemical failure after radical prostatectomy. Clin Nucl Med 37(4):325–331

42. Winter A, Uphoff J, Henke RP, Wawroschek F (2010) First results of [11C]-choline PET/CT-guided secondary lymph node surgery in patients with PSA failure and single lymph node recurrence after radical retropubic prostatectomy. Urol Int 84(4):418–423

43. Wo JY, Chen MH, Nguyen PL, Renshaw AA, Loffredo MJ, Kantoff PW et al (2009) Evaluating the combined effect of comorbidity and prostate-specific antigen kinetics on the risk of death in men after prostate-specific antigen recurrence. J Clin Oncol 27(35):6000–6005

44. Benchikh E, Fegoun A, Villers A, Moreau JL, Richaud P, Rebillard X et al (2008) PSA and follow-up after treatment of prostate cancer. Prog Urol 18(3):137–144

45. Partin AW, Pearson JD, Landis PK, Carter HB, Pound CR, Clemens JQ et al (1994) Evaluation of serum prostate-specific antigen velocity after radical prostatectomy to distinguish local recurrence from distant metastases. Urology 43(5):649–659

46. Schillaci O, Calabria F, Tavolozza M, Caracciolo CR, Finazzi Agrò E, Miano R et al (2012) Influence of PSA, PSA velocity and PSA doubling time on contrast-enhanced 18F-choline PET/CT detection rate in patients with rising PSA after radical prostatectomy. Eur J Nucl Med Mol Imaging 39(4):589–596

47. Picchio M, Briganti A, Fanti S et al (2011) The role of choline positron emission tomography/ computed tomography in the management of patients with prostate-specific antigen progression after radical treatment of prostate cancer. Eur Urol 59(1):51–60

48. Knopp MV, Giesel FL, Marcos H, von Tengg-Kobligk H, Choyke P (2001) Dynamic contrast-enhanced magnetic resonance imaging in oncology. Top Magn Reson Imaging 12(4):301–308

49. Seitz M, Shukla-Dave A, Bjartell A et al (2009) Functional magnetic resonance imaging in prostate cancer. Eur Urol 55(4):801–814

50. Fuchsjäger M, Akin O, Shukla-Dave A, Pucar D, Hricak H (2009) The role of MRI and MRSI in diagnosis, treatment selection, and post-treatment follow-up for prostate cancer. Clin Adv Hematol Oncol 7(3):193–202

51. Scattoni V, Montorsi F, Picchio M, Roscigno M, Salonia A, Rigatti P et al (2004) Diagnosis of local recurrence after radical prostatectomy. BJU Int 93(5):680–688

52. Alfarone A, Panebianco V, Schillaci O, Salciccia S, Cattarino S, Mariotti G et al (2012) Comparative analysis of multiparametric magnetic resonance and PET-CT in the management

of local recurrence after radical prostatectomy for prostate cancer. Crit Rev Oncol Hematol 84 (1):109–121

53. Kluwer W (2007) Perez and Brady's principles and practice of radiation oncology, 5th edn. Lippincott Williams & Wilkins, Philadelphia

54. Somford DM, Fütterer JJ, Hambrock T, Barentsz JO (2008) Diffusion and perfusion MR imaging of the prostate. Magn Reson Imaging Clin N Am 16(4):685–695

55. Fuccio C, Rubello D, Castellucci P, Marzola MC, Fanti S (2011) Choline PET/CT for prostate cancer: main clinical applications. Eur J Radiol 80(2):50–56

56. Sella T, Schwartz LH, Swindle PW et al (2004) Suspected local recurrence after radical prostatectomy: endorectal coil MR imaging. Radiology 231(2):379–385

57. Casciani E, Polettini E, Carmenini E et al (2008) Endorectal and dynamic contrast-enhanced MRI for detection of local recurrence after radical prostatectomy. AJR Am J Roentgenol 190 (5):1187–1192

58. Sciarra A, Panebianco V, Salciccia S et al (2008) Role of dynamic contrast-enhanced magnetic resonance (MR) imaging and proton MR spectroscopic imaging in the detection of local recurrence after radical prostatectomy for prostate cancer. Eur Urol 54(3):589–600

59. Panebianco V, Barchetti F, Sciarra A, Musio D, Forte V, Gentile V et al (2013) Prostate cancer recurrence after radical prostatectomy: the role of 3-T diffusion imaging in multi-parametric magnetic resonance imaging. Eur Radiol 23(6):1745–1752

60. Cirillo S, Petracchini M, Scotti L et al (2009) Endorectal magnetic resonance imaging at 1.5 Tesla to assess local recurrence following radical prostatectomy using T2-weighted and contrast-enhanced imaging. Eur Radiol 19(3):761–769

61. Panebianco V, Sciarra A, Lisi D et al (2012) Prostate cancer: 1HMRS-DCEMR at 3T versus [(18)F]choline PET/CT in the detection of local prostate cancer recurrence in men with biochemical progression after radical retropubic prostatectomy (RRP). Eur J Radiol 81 (4):700–708

62. Somford DM, Fütterer JJ, Hambrock T, Barentsz JO (2008) Diffusion and perfusion MR imaging of the prostate. Magn Reson Imaging Clin N Am 16(4):685–695

63. Kilinç R, Doluoglu OG, Sakman B, Ciliz DS, Yüksel E, Adasan O et al (2012) The correlation between diffusion-weighted imaging an histopathological evaluation of 356 prostate biopsy sites in patients with prostatic diseases. Urology. doi:10.5402/2012/252846

64. Morgan VA, Riches SF, Giles S, Dearnaley D, de Souza NM (2012) Diffusion-weighted MRI for locally recurrent prostate cancer after external beam radiotherapy. AJR Am J Roentgenol 198(3):596–602

65. Giannarini G, Nguyen DP, Thalmann GN, Thoeny HC (2012) Diffusion-weighted magnetic resonance imaging detects local recurrence after radical prostatectomy: initial experience. Eur Urol 61(3):616–620

66. Vargas HA, Wassberg C, Akin O, Hricak H (2012) MR imaging of treated prostate cancer. Radiology 262(1):26–42

第 **9** 章

新时代间断的雄激素去势治疗：泌尿科和肿瘤科医生在多学科治疗中的作用

9.1 简介及初步的注意事项

Huggins 和 Hodges 于 1941 年第一次描述了前列腺癌的雄激素阻断治疗（ADT）[1,2]。他们证明了手术去势和雌激素治疗对转移性前列腺癌的进程的影响。从那时起，雄激素抑制策略就成为了晚期 PC 治疗的主体。最近，越来越多的早期（无转移）或者局部复发后年轻男性患者使用内分泌治疗，确诊为 Pca 作为主要的单药治疗抑或是综合治疗方案的一部分[3]。

前列腺细胞依赖于雄激素刺激生长并增殖。睾酮，虽然没有致瘤性，但是其对肿瘤细胞的生长和延续是必需的[4]。睾丸是大多数雄激素的来源，肾上腺的生物合成只提供 5%~10% 的雄激素（即雄烯二酮、脱氢表雄酮、去氢表雄酮和硫酸盐）。

睾酮的分泌受下丘脑—垂体—性腺轴调节。在前列腺细胞内，睾酮在 $5-\alpha$ 还原酶的作用下转化为 $5-\alpha$ 双氢睾酮（DHT）；DHT 的雄激素活性比睾酮强 10 倍。与此同时，循环睾酮转化为雌激素，其连同循环雄激素对下丘脑进行负反馈,以控制促黄体生成激素(LH)的分泌。

如果前列腺细胞被剥夺了雄激素的刺激,他们即发生凋亡。任何导致最终抑制雄激素活性的治疗即为 ADT。雄激素剥夺可以通过手术或药物去势或使用被称为抗雄激素受体的化合物即抗雄药物抑制前列腺细胞受体的水平。另外,这两种雄激素剥夺的方法可以被联合应用以实现被称之为完全(最大或全部)雄激素阻断(CAB)。

与其他治疗相比,手术去势仍然被认为是 ADT 的"金标准"。虽然非常低的睾酮水平(被称为"去势水平")仍然存在,但是手术去势去除了睾丸来源的雄激素使睾酮水平大幅度下降,并诱导性腺机能减退。

标准的去势水平是<50ng/dL。当睾酮水平测量有限时,其定义已经超过40 年前。但是,目前的检测方法使用化学发光法发现,手术去势后的睾酮的平均值是 15 ng/dL[5]。

双侧睾丸切除术,是一种简单且几乎无并发症的外科手术,其或全部或包膜下(即保护白膜和附睾)切除。它很容易在局部麻醉下进行[6],并且是最快捷地达到去势水平的方式,通常不到 12 小时。

睾丸切除术的主要缺点是,它使患者有负面的心理作用:有些人认为这是对他们的男子气概不可接受的侵犯。此外,它是不可逆的,并且不允许间断治疗。利用雌激素,LHRH 激动剂和 LHRH 拮抗剂是达到雄激素剥夺的方法,其目的是达到睾酮手术的去势水平[7-9]。在过去的 20 年里,LHRH激动剂已经在很大程度上取代了手术去势。

激动剂吸引人的是他们的可逆性。自从 21 世纪初,越来越多的数据显示 ADT 的不良系统反应。雄激素阻断治疗与多种副作用相关,包括潮热、体力下降、性欲减退、勃起功能障碍、认知功能障碍、疲劳、抑郁、骨质疏松症、身体结构的改变、男子乳房女性化、贫血以及以腹部肥胖和胰岛素抵抗为特征的增加心血管发生的代谢综合征[10,11]。这些副作用,使用 ADT 的患者减少。

这是为什么间断雄激素阻断(IAD)引入的原因之一,其以改变内分泌治疗周期和暂停治疗为依据,从而允许内分泌的恢复,因此,可减少不必要的副作用。IAD 治疗的第二个原因是延迟发生该病的最终阶段即激素难治性前列腺癌。Bruchovsky 等在临床前研究中充分证明了这一现象。他们发现在去势动物模型(Shionogi 小鼠)中雄激素非依赖性细胞增加了 500 倍,而雄激素依赖性细胞增加了 20 倍 [12]。Akakura 等的研究还表明,使用 IAD 进展为去势抗性前列腺癌(CRPC)的时间是连续使用的 3 倍 [13]。

显然,在某些时候,抑制雄激素会由于未知的原因导致前列腺干细胞成为内分泌不敏感的状态。因此,扰乱雄激素抑制"暂时性"将有助于保持肿瘤敏感性[14]。

Klotz 等在 1986 年制订并公布了有关使用 IAD 作为治疗的第一个临床研究[15]。它包括在转移性 PC 对治疗表现出客观的临床反应之后中断己烯雌酚的治疗。一旦患者又开始有 PC 造成的症状,治疗再次开始,再次出现了迅速临床反应。IAD 的原理是,当一个预定的 PSA 达到最低值后,可以停止内分泌治疗。一旦 PSA 升高到预定水平或有临床进展的证据,治疗重新开始。大约 95% 的前列腺癌患者预期会出现足以让内分泌治疗停止的 PSA 反应。随着内分泌治疗的每一个连续的周期这个比例也在下降。不能达到足够的 PSA 最低值水平的患者预后最差,并且需要长期内分泌治疗,且要考虑二线内分泌治疗和(或)化疗。

PSA 是用于监测 IAD 治疗的标志物。PSA 的生产是雄激素依赖性的。大多数研究使用 PSA 作为一个监测结果而不包括睾酮水平。PSA 水平在缺乏血清睾酮的解释价值是有限的。由于 PSA 具有简单易测的特点,所以是目前最好的标志物。尽管雄激素去势水平被认为是表明雄激素依赖性成长,但是 PSA 仍有很高的应用价值。

IAD 是周期性治疗,包括治疗期和非治疗期。一个完整的 IAD 周期包括治疗期和非治疗期,因此它是开始内分泌治疗和非治疗期后再次开始内分泌治疗之间的时间段[16]。

治疗可以由 CAD 或 LHRH 激动剂单药治疗,理想情况应是一直持续到去势诱导的细胞凋亡最大化和肿瘤缩小,但它应该在雄激素非依赖表型形成之前停止[17,18]。

对于治疗前高 PSA 水平或低 PSA 倍增时间,有较高的临床分期或高级别疾病的患者,或具有高转移性负荷的患者,谨慎是必要的[18-20]。近年来大量的研究概述了在 IAD 治疗期间应遵循的主要标准。

9.2 Ⅱ期研究

许多有关 IAD 的前瞻性研究已经报道。大多数为Ⅱ期或回顾性、单中心相对较少样本量的研究。所有Ⅱ期临床试验涉及的患者在 PSA 界值、周期长度和治疗方案上均有极大的异质性，使得比较起来相对困难。治疗方案通常使用 LHRH 激动剂有或无抗雄激素。

虽然大多数研究没有使用生活质量评估手段，但是在非治疗间隔期间，患者的生活质量不断地改善。大多数试验纳入的患者为混合性疾病，从生化复发，到局部复发，到转移性疾病。

Ⅱ期 IAD 研究的概述估计，生化复发患者的 5 年总生存率为 86%，转移性患者的 5 年总生存率为 68%，局限性疾病患者的 5 年总生存率为 90%[21]。早期去势抵抗性疾病是一种较罕见的病例[22]。研究确定了一些向雄激素非依赖性疾病进展的预后因素。这些因素包括非治疗间隔的持续时间、基线 PSA 和 PSA 最低值。在一项加拿大的大型前瞻性试验中，非治疗时间占平均总周期数的 53%，但在绝对意义上，它随着每个后续循环而下降，范围从周期 1 的 63.7 周至周期 5 的 125.6 周 [23-27]。当然，没有一个试验能够解决 IAD 对生存影响的这个关键问题。

大约 60% 的研究讨论了睾酮恢复的水平，这些研究报道：血清睾酮正常化的这部分患者通常其第一周期（在 70%~90% 的区域）往往高，但往往在随后的周期下降。影响睾酮正常化延迟的因素包括高龄、低基线睾酮水平和 ADT 的时间[26,27]。Bruchovsky[23]等还发现血清睾酮恢复和 PSA 有密切的关系：快速恢复血清睾酮的患者往往出现血清 PSA 水平更快速地上涨和非治疗时间更短。

Shaw 等的荟萃分析[21]表明患者的 IAD 平均花费 39% 的无治疗时间。多因素模型表明初始 PSA 水平与 PSA 最低值、治疗类型和 PSA 界值可以作为再次开始治疗的预测因子。 CAD 或 LHRH 类似物应是 IAD 患者的标准治疗。

9.3　Ⅲ期研究

几个Ⅲ期临床试验最近已经报道,解决了几个关于IAD的悬而未决的问题(表9.1)。其中一些已经报道了生存数据[28-30]并且在总生存和前列腺癌特异性生存上无组间差异。还有有关IAD的Ⅲ期随机研究间存在重要差异。de Leval[31]等人在TULP[32]和TAP22[28]等的研究样本量大小适中。与此相反,SEUG9401[33]、SWOG9346[30]、NCT3653[29]和FinnProstate Ⅶ[34]研究做了大量样本患者的长期随访。然而, 其中的一些持续性的研究(SEUG9401和FinnProstate Ⅶ)纳入了混合性的人群,与仅纳入单纯人群队列的研究(SWOG9346和NCT3653)相比,这是一个缺点。

大部分的Ⅲ期临床试验往往集中于晚期或转移性疾病而不是生化失败,除了NCT3653试验[29]和其他尚未发表的实验[35]。

虽然在大多数试验中关于PSA的水平有明显的共识, 指定ADT停药(PSA<4ng/mL),恢复治疗的标准不太一致(>10ng/mL或>20ng/mL,这取决于分期和症状的存在)[22]。

在不同的研究中治疗的空闲时间不同(从TULP研究的0.7~4.9个月到NCT3653研究的20~59.6个月),并且在某些研究中所述风险是,IAD患者往往在治疗,而不是空闲。特别是在随后的IAD周期期间非治疗期的持续时间逐渐下降。这些试验的研究结论支持这一假设,IAD主要表现在转移的病例中,可以产生与那些连续ADT相似的结果(不比其他试验逊色)。

虽然许多研究和文献都评估了IAD的效果,但是这个方案的安全性和毒性的评价通常是有限的,并且各方面的数据也不完整。早期的副作用为潮热和性功能障碍,这也是ADT期间最常见的早期副作用并且影响患者的生活质量(QOL)[36]。

在TAP22试验[28]中,连续ADT组(93.6%)不良副作用的发生率明显高于IAD组(84.4%)(P=0.042)。在TULP试验[32],连续ADT组与IAD组相比,出现更多的副作用,如潮热。

表 9.1　Ⅲ期临床试验中的人群特征

	De Leval[31]	TAP 22[28]	TULP[32]	FINN Prostate[34]	SEUG9401[33]	NCT 3653[29]	SWOG 9346[30]	SEUG 9901[37]
病例数	68	173	193	554	766	1 386	1 535	1 045
肿瘤分期	局部晚期/转移/生化复发	转移	转移	局部晚期/转移	局部晚期/转移	放疗后	转移	局部晚期/转移
纳入时的PSA	任何值	>20 ng/mL	任何值	任何值	>4 且 <100 ng/m	>3 ng/mL	>5 ng/mL	>4 且 <100 ng/m
诱导期(月)	6	6	6	6	3	8	7	3
停止治疗时的PSA水平	<4 ng/m	<4 ng/m	<4 ng/m	<10 ng/mL	<4 ng/m	<4 ng/m	<4 ng/m	<4 ng/m
开始治疗时的PSA水平	>10 ng/mL	>10 ng/mL	无转移的 >10 ng/mL 至转移的 >20 ng/mL	>20 ng/mL	有症状 >10 ng/mL,无症状 >20 ng/mL	>10 ng/mL	>20 ng/mL	>20 ng/mL
无治疗时间	3.3~8.3 月	1.0~48.9 月	0.7~4.9 月	10.9~33.5 周	50%的52周;29%的36月	20~59.6 月	>40%的时间	2.5年后的50%,5年后的28%
随访(月)	31	44	31	65	50	84	108	66

在 NCT3653 试验[29]中,IAD 与较好的潮热和性欲评分显著相关(非特异; $P < 0.001$)。虽然在 IAD 组中只有 35% 的患者在完成治疗的第一周期后恢复到 2 年内治疗前的睾酮水平,79% 的患者至少为 5nmol/L 的水平。

在 de Leval 等人的研究中[31],IAD 治疗期间,潮热被报告为不频繁(非特异性),并且为轻度至中度,在非治疗期其得到解决或改善。对于勃起功能障碍,在 IAD 组,发病率较低(非特异),并且在非治疗期显著改善。

在 FinnProstate 研究中[34],IAD 组的潮热的发生率较低且无意义($P = 0.44$)。在早期出现副作用中唯一有显著区别的是意想不到的勃起功能障碍的次数和抑郁症,这些在 IAD 组更常见(IAD:连续 ADT,勃起功能障碍为 15.7%:7.9%;抑郁症为 2.2%:0%; $P < 0.05$)。在 IAD 组,睾酮水平在每个非治疗期结束出现恢复,但没有达到与先前非治疗期结束相同的水平。在这项研究中,IAD 组 81.2% 的患者睾酮水平 >10 nmol / L;不过,只有 47.4% 的患者在第 10 个非治疗期睾酮水平 >10 nmol / L。

在 SEUG9401 试验[33]中,经历 IAD 治疗的患者潮热发病率较低,与性功能相关的问题几乎没有,并且性活性还会增加($P < 0.01$)。在随机化后的第一阶段,几乎所有的 IAD 患者均停止治疗,他们的性活动水平与治疗前相似(35%)。随着随访时间的增加,更多的 IAD 患者在治疗时性活动减少。

ADT 的长期副作用包括骨密度的流失、新陈代谢的改变和心血管疾病[36]。与Ⅲ期临床试验相关的文献目的不是观察 ADT 对这些指标的长期结果。SEUG9401 试验[33]发现在连续 ADT 组的心血管疾病死亡的风险增加[心血管死亡:IAD 组 41(13.1%),连续 ADT 组 52(16.7%)],但心肌缺血(梗死)在两个治疗组的发生率相似(IAD 组为 10%,连续 ADT 组为 11%)。

在 FinnProstate 的研究[34]中,两组在心血管副作用方面没有发现显著差异(IAD 组为 31.8%,连续 ADT 组为 33.9%; $P = 0.59$)。心血管疾病相关的死亡率也相近(IAD 组为 12.8%,连续 ADT 组为 15.4%; $P = 0.38$)。

只有 FinnProstateⅢ期临床试验[34]特别专注研究 IAD 对生活质量和不良反应事件的影响。根据现有数据,与连续治疗组相比,IAD 组早期的副作用,例如潮热或性功能障碍的频率显著降低。IAD 组中早期的副作用的严重程度也得到了改善。

就整体生活质量的差异,这两个治疗方案似乎是非常相似的。结果可能受非治疗期的持续时间以及睾酮的回复率影响。

最近的一项Ⅲ期随机试验 SEUG9901[37],证明了与最大比雄激素阻断相比,IAD 抗雄激素单药治疗的非劣效性。他们入组 1045 例局部晚期或转移性前列腺癌患者,918 例对诱导治疗有反应,因此是随机的。两个组的总生存 (OS) 相似,并且 IAD 方案具有的非劣效性 HR0.90 (95%CI 为 0.76~1.07)。治疗和 PSA 之间的相互作用的趋势,在 PSA<1ng/mL 的患者与 CAB 相比,IAD 更有利。随机分组后,50% 的患者停止治疗>2.5 年,28% 的患者停止治疗>5 年。在 IAD 组发现对性功能效果更佳。

截至目前,两个最大的Ⅲ期临床试验是 NCT3653 研究[29]和 SWOG9346[30]。两项试验均设计为非劣效性研究。但是结果是有些矛盾的,这令人诧异。NCT3653 试验入组主要或挽救性放疗后 PSA 水平大于 3ng/mL1 年以上的局限性前列腺癌患者 1386 例。IAD 治疗 8 个月的周期,根据 PSA 水平来确定非治疗期的时间。主要终点是总生存。次要终点包括生活质量,进展为 CRPC 的时间和非治疗间隔的持续时间。中位随访时间为 6.9 年。在 IAD 组,35% 的患者出现了完整的睾酮恢复,79% 的患者的睾酮恢复到入组时的水平。间断治疗组的患者在治疗的只有 27% 的时间。在非治疗期间,明显的生活质量获益见于阴茎勃起功能、性欲减退、潮热、身体机能、抗疲劳以及泌尿系统症状。间歇治疗组有 268 人死亡,连续治疗组有 256 人死亡。间断治疗组中位总生存期为 8.8 年,连续治疗组为 9.1 年(HR 1.02; 95% CI 为 0.86~1.21)。PC7 年累积死亡率分别为 18% 和 15%(P =0.24)。这一重要研究表明,与持续治疗相比,间歇治疗生化失败患者的总生存是等效的。

SWOG9346 研究的目的是评估 IAD 治疗与连续治疗的总生存和疾病特异性生存,而且是在转移性前列腺癌患者。共 1 535 例 PSA>5ng/mL 的转移性 PC 被给予 7 个月的戈舍瑞林和比卡鲁胺治疗。如果到 6 个月时,PSA <4ng/mL,他们随机分为 IAD 组和连续治疗组。当将 PSA 达到 20 ng/mL 时,治疗重新开始,并且如果 PSA< 4 ng/mL,则 7 个月后再次中断。连续治疗组

的总生存期无显著改善(HR 为 1.10,95%CI 为 0.99~1.23)。但是,考虑 HR 值,该研究被认为在某种程度上有统计学意义,并以此来定义一个非劣效性或 IAD 与 CAD 的持续性劣效性试验。IAD 和连续 ADT 的中位生存期分别为 5.8 与 5.1 年。他们又做了局限性(仅限于中轴骨骼和骨盆或淋巴结)与广泛性疾病[肋骨、长骨、颅骨和(或)内脏]的分层分析。结果表明,局限的小病灶组表现出了生存获益 HR 为 1.19(95%CI 为 0.98~1.43,P =0.034),而于广泛的疾病则没有,HR 为 1.02(95%CI 为 0.85~1.22)。在局限性小病灶组,IAD 组中位总生存期为 5.4 年,连续组为 6.9 年。这项研究的解释是有争议的。分层分析是后来才做的,因此才产生了这种假设,而不是证据表明,而且这是对 IAD 在局限性小病灶的所谓的劣势,使其具有生物学意义的一个挑战,但不是非转移性或广泛转移性疾病。

9.4　IAD 治疗的人群的选择

有些学者认为,那些初始肿瘤体积较大,有大量的阳性淋巴结或骨转移,PSA 倍增时间(PSADT)<9 个月,初始血清 PSA>100ng/mL,或重度疼痛的患者可能是 IAD 差的候选人群[22,38,39]。不能达到较低的 PSA 最低点应该排除间歇治疗。同样,快速上升的 PSA(>5ng/mL/月)或持续性骨转移所致的疼痛均是 IAD 差的候选人群[34,40]。其他学者[41]提出,IAD 的最佳候选人群是那些放疗或手术后生化失败、PSA 迅速上升的患者。Gleave 等[18]认为 6 个月的诱导期后 PSA 最低点未能达到<4ng/mL 的患者不应该被提供 IAD 治疗。治疗前的参数,如肿瘤分期或分级可能影响 IAD 的结果。在临床实践中,第一周期 IAD 的特征可以用来预测反应和选择患者进一步治疗或停药。然而,可获得的证据仅来源于 II 期研究。开始治疗后 PSA 最低点和第一个非治疗间隔期间 PSA 的恢复率是有用参数。使用这些参数定义一个明确的反应仍然是悬而未决的,并且关于这一点我们没有任何的随机试验。不适合使用 IAD 的患者一般宣称自己,或是对 ADT 有一个差的 PSA 反应(即 PSA 不能降到不可检测或非常低的水平),或是在非治疗间期 PSA 快速增高。即使是无转移的高危患者,那些 PSA 急剧下降最初的中断治疗的试验是有吸

引力的,并几乎没有风险。根据 SWOG 在转移性疾病中的研究成果,在骨转移的男性中一定要慎重。这些人有一个较短的生存期和中位无治疗间隔。但是,有些转移性患者,对 ADT 展现出了持续和完全缓解。治疗的最低 PSA 为反应的持续时间的预测因子。一个实用的方法是开始 ADT 治疗,并且根据他们的 PSA 和临床反应重新评估患者。这些有完整的生化反应的患者(PSA 检测不到)应考虑 IAD。由于 PSA 的快速恢复所致的非治疗间隔被证明太短,这些患者将很快重新开始持续性治疗。但是,一部分患者将受益于延长的非治疗间隔,即使存在骨转移,也将受益于这种方法。

9.5　触发点

引入 ADT 的不同持续时间目前正在比较。PSA 最低点平均需要 8~9 个月。长期的 ADT 会导致永久的睾酮抑制。因此,平均 8~9 个月的 ADT 引入的时间似乎是合理的。

大多数试验需要 PSA 下降到<4ng/mL 前停止 ADT。通常的 PSA 引发再治疗为 PSA 10~20ng/mL。一项 Ⅱ 期临床试验的荟萃分析表明再治疗的 PSA 界值<15ng/mL 能改善生存[21]。

大多数 Ⅲ 期试验已公布的结果使用 LHRH 激动剂和短期抗雄激素组合用于快速阻断。联合雄激素阻断在间断治疗中的作用尚不清楚。快速阻断适合给予短期治疗。一些前列腺癌的动力学模型表明在治疗期间更积极的激素阻断是有益的,但是这有待于临床实践的证实。

LHRH 拮抗剂导致在非治疗间期更迅速恢复睾酮, 这在 IAD 中更有优势。

ADT 后 PSA 最低点是预测进展的强有力因素[29,42]。ADT 时 PSA 维持可检测与 PSA 不可检测的患者相比,24 个月内进展为 CRPC 的可能性高 15 倍[43]。第一个周期后 PSA 最低点<0.1ng/mL 是有利的,而未能达到低于 0.4ng/mL 则与进展为 CRPC 和临床进展相关[44]。非治疗周期的持续时间还可预测进展时间。较短的非治疗时间意味着进展为 CRPC 和死亡的风险高 3~4 倍[44,45]。间歇治疗的一个优势是可以推断预后和识别更高进展危险的患

者。这将成为晚期 PC 的新的治疗方案。

非治疗间期的睾酮恢复促使患者的生活质量改善。这种恢复率是可变的。影响睾酮恢复的因素包括 ADT 引入期的持续时间、之前 ADT 周期的数目、年龄、基线睾酮和种族[32]。在加拿大 II 期研究中，大多数患者在第一周期中通过 5 个月恢复睾酮[24]。血清睾酮恢复到>或=7.5nmoL/L 的水平发生在 1~4 周期分别为 75%、50%、40%、30%。III 期临床试验的非治疗间隔为 50%~82%[28,32,33,46]。NCT3653 试验是 73%[29]。大多数研究已经表明随着连续性周期(尽管较慢恢复睾酮)非治疗间隔的持续时间缩短，这可能反映了随着 PSA 在雄激素较低水平的恢复获得了去势抵抗亚型。因此，患者必须密切监测 PSA 和睾酮，在非治疗期间至少每 3 个月 1 次。

结论

数据表明，IAD 可以产生与连续 ADT 相似的肿瘤学结果(不逊于由相关试验得出的结论)，但有可能有更好的耐受性。我们需要更多的研究来建立有关 IAD 治疗正确的指南。这是找到确切的触发点以适用于所有情况的根本，特别是转移性患者。在预后参数方面需要更好的分层研究，如疾病发展和 Gleason 评分。此外，IAD 是否能够防止与 ADT 相关的长期并发症的数据仍然不足。目前急需针对生活质量的比较研究。对于深度分析这两种治疗方法在费用方面之间的差异也将是很有意思的。在一个最近综述中，Niraula 等认为 IAD 节省成本约 48%[47]。因此，我们正在等待更多的数据以更好地选择 PC 患者以接受 IAD 治疗。由于所有这些原因，当我们谈论 IAD 时，泌尿科医生和肿瘤科医生的作用可以被认为是重叠的。在我们看来，一个多学科的方法是最好的途径，不仅在选择确切的治疗方面，而且也选择最佳的随访和对多年治疗患者的所有并发症的管理。

参考文献

1. Huggins C, Hodges CV (2002) Studies on prostatic cancer: I. The effect of castration, of estrogen and of androgen injection on serum phosphatases in metastatic carcinoma of the prostate, 1941. J Urol 168:9–12
2. Huggins C, Stevens RE Jr, Hodges CV (1941) Studies on prostate cancer. II. The effect of castration on advanced carcinoma of the prostate gland. Arch Surg 43:209–223
3. McLeod DG (2003) Hormonal therapy: historical perspective to future directions. Urology 61 (2 Suppl 1):3–7
4. Walsh PC (1975) Physiologic basis for hormonal therapy in carcinoma of the prostate. Urol Clin North Am 2(1):125–140
5. Efelein MG, Feng A, Scolieri MJ et al (2000) Reassessment of the definition of castrate levels of testosterone: implications for clinical decision making. Urology 56(6):1021–1024
6. Desmond AD, Arnold AJ, Hastie KJ (1988) Subcapsular orchiectomy under local anaesthesia. Technique, results and implications. Br J Urol 61(2):143–145
7. Limonta P, Montagnani MM, Moretti RM (2001) LHRH analogues as anticancer agents: pituitary and extrapituitary sites of action. Expert Opin Investig Drugs 10(4):709–720
8. Klotz L, Boccon-Gibod L, Shore ND et al (2008) The efficacy and safety of degarelix: a 12-month, comparative, randomized, open-label, parallel-group phase III study in patients with prostate cancer. BJU Int 102(11):1531–1538
9. Crawford ED, Tombal B, Miller K et al (2011) A phase III extension trial with a 1-arm crossover from leuprolide to degarelix: comparison of gonadotropin-releasing hormone agonist and antagonist effect on prostate cancer. J Urol 186(3):889–897
10. Higano CS (2003) Side effects of androgen deprivation therapy: monitoring and minimizing toxicity. Urology 61(suppl 1):32–38
11. Azoulay L, Yin H, Benayoun S et al (2011) Androgen-deprivation therapy and the risk of stroke in patients with prostate cancer. Eur Urol 60:1244–1250
12. Bruchovsky N, Rennie PS, Coldman AJ et al (1990) Effects of androgen withdrawal on the stem cell composition of the Shionogi carcinoma. Cancer Res 50:2275–2282
13. Akakura K, Bruchovsky N, Goldenberg SL et al (1993) Effects of intermittent androgen suppression on androgen-dependent tumors. Apoptosis and serum prostate specific antigen. Cancer 71:2782–2790
14. Gleave M, Bruchovsky N, Goldenberg SL et al (1998) Intermittent androgen suppression for prostate cancer: rationale and clinical experience. Eur Urol 34(Suppl 3):37S–41S
15. Klotz LH, Herr HW, Morse MJ et al (1986) Intermittent endocrine therapy for advanced prostate cancer. Cancer 58:2546–2550
16. Tunn U (2008) Can intermittent hormone therapy fulfil its promise? Eur Urol Suppl 7:752–757
17. Tunn U (2007) The current status of intermittent androgen deprivation (IAD) therapy for prostate cancer: putting IAD under the spotlight. BJU Int 99(Suppl 1):19–22
18. Gleave M, Klotz L, Taneja SS (2009) The continued debate: intermittent vs. continuous hormonal ablation for metastatic prostate cancer. Urol Oncol 27:81–86
19. Shaw G, Oliver RTD (2009) Intermittent hormone therapy and its place in the contemporary endocrine treatment of prostate cancer. Surg Oncol 18:275–282
20. Boccon-Gibod L, Hammerer P, Madersbacher S et al (2007) The role of intermittent androgen deprivation in prostate cancer. BJU Int 100:738–743
21. Shaw GL, Wilson P, Cuzick J et al (2007) International study into the use of intermittent

hormone therapy in the treatment of carcinoma of the prostate: a meta-analysis of 1446 patients. BJU Int 99:1056–1065

22. Abrahamsson PA (2010) Potential benefits of intermittent androgen suppression therapy in the treatment of prostate cancer: a systematic review of the literature. Eur Urol 57:49–59

23. Bruchovsky N, Klotz L, Crook J et al (2007) Locally advanced prostate cancer—biochemical results from a prospective phase II study of intermittent androgen suppression for men with evidence of prostate-specific antigen recurrence after radiotherapy. Cancer 109:858–867

24. Bruchovsky N, Klotz L, Crook J et al (2008) Quality of life, morbidity, and mortality results of a prospective phase II study of intermittent androgen suppression for men with evidence of prostate-specific antigen relapse after radiation therapy for locally advanced prostate cancer. Clin Genitourin Cancer 6:46–52

25. Bruchovsky N, Klotz L, Crook J et al (2006) Final results of the Canadian prospective phase II trial of intermittent androgen suppression for men in biochemical recurrence after radiotherapy for locally advanced prostate cancer: clinical parameters. Cancer 107:389–395

26. Strum SB, Scholz MC, McDermed JE (2000) Intermittent androgen deprivation in prostate cancer patients: factors predictive of prolonged time off therapy. Oncologist 5:45–52

27. Leibowitz RL, Tucker SJ (2001) Treatment of localized prostate cancer with intermittent triple androgen blockade: preliminary results in 110 consecutive patients. Oncologist 6:177–182

28. Mottet N, Van Damme J, Loulidi S et al (2012) TAP22 Investigators Group. Intermittent hormone therapy in the treatment of metastatic prostate cancer: a randomized trial. BJU Int 110:1262–1269

29. Crook JM, O'Calleghan C, Dincan G et al (2012) Intermittent androgen suppression for rising PSA level after radiotherapy [published correction appears in N Engl J Med 2012;367:2262]. N Engl J Med 367:895–903

30. Hussain M, Tangen CM, Berry DL et al (2013) Intermittent versus continuous androgen deprivation in prostate cancer. N Engl J Med 368:1314–1325

31. De Leval J, Boca P, Yousef E (2002) Intermittent versus continuous total androgen blockade in the treatment of patients with advanced hormone-naïve prostate cancer: results of a prospective randomize multicentre trial. Clin Prostate Cancer 1:163–171

32. Langenhuijsen JF, Badhauser D, Schaaf B et al (2013) Continuous versus intermittent androgen deprivation therapy for metastatic prostate cancer. Urol Oncol 31(5):549–556

33. Calais da Silva F, Bono A, Whelan P et al (2009) Intermittent androgen deprivation for locally advanced and metastatic prostate cancer: results from a randomized phase 3 study of the South European Uroncological Group. Eur Urol 52:1269–1277

34. Salonen AJ, Taari K, Ala-Opas M, FinnProstate Group et al (2012) The FinnProstate Study VII: intermittent versus continuous androgen deprivation in patients with advanced prostate cancer. J Urol 187:2074–2081

35. Tunn U, Eckhart O, Kienle E et al (2003) Intermittent androgen deprivation in patients with PSA relapse after radical prostatectomy - first results of a randomised prospective phase-III clinical trial (AUO study AP06/95). Eur Urol Suppl 2(1):24

36. Gruca D, Bacher P, Tunn U (2012) Safety and tolerability of intermittent androgen deprivation therapy: a literature review. Int J Urol 19:614–625

37. Silva FC, Silva FM, Goncalves F et al (2013) Locally advanced and metastatic prostate cancer treated with intermittent androgen monotherapy or maximal androgen blockade: results from a randomised phase 3 study by the South European Uroncological Group. Eur Urol. doi:10.1016/j.eururo.2013.03.055

38. Conti PD, Atallah AN, Arruda H et al (2007) Intermittent versus continuous androgen suppression for prostate cancer. Cochrane Database Syst Rev CD005009

39. Prapotnich D, Fizazi K, Escudier B et al (2003) A 10-year clinical experience with intermittent

hormonal therapy for prostate cancer. Eur Urol 43:233–240, discussion 239–240

40. Scholz MC, Lam RY, Strum SB et al (2011) Primary intermittent androgen deprivation as initial therapy for men with newly diagnosed prostate cancer. Clin Genitourin Cancer 9(2):89–94

41. Shore N, Crawford D (2010) Intermittent androgen deprivation therapy: redefining the standard of care? Rev Urol 12:1–11

42. Benaim EA, Pace CM, Lam PM et al (2002) Nadir prostate specific antigen as a predictor of progression to androgen independent prostate cancer. Urology 59(1):73–78

43. Sciarra A, Cattarino S, Gentilucci A et al (2013) Predictors for response to intermittent androgen deprivation (IAD) in prostate cancer cases with biochemical progression after surgery. Urol Oncol 31(5):607–614. doi:10.1016/j.urolonc.2011.05.005

44. Yu EY, Gulati R, Telesca D et al (2010) Duration of first off-treatment interval is prognostic for time to castration resistance and death in men with biochemical relapse of prostate cancer treated on a prospective trial of intermittent androgen deprivation. J Clin Oncol 28(16):2668–2673

45. Morote J, Orsola A, Planas J et al (2007) Redefining clinically significant castration levels in patients with prostate cancer receiving continuous androgen deprivation therapy. J Urol 178 (4):1290–1295

46. Spry NA, Galvão DA, Davies R et al (2009) Long-term effects of intermittent androgen suppression on testosterone recovery and bone mineral density: results of a 33-month observational study. BJU Int 104(6):806–812

47. Niraula S, Le LW, Tannock IF (2013) Treatment of prostate cancer with intermittent versus continuous androgen deprivation: a systematic review of randomized trials. J Clin Oncol 31 (16):2029–2036

第 **10** 章

新的治疗策略：多学科综合治疗中肿瘤学家的作用

10.1　简介

　　对于进展的或转移的前列腺癌来说,雄激素去势治疗(ADT)是标准治疗[1]。然而,最终都会发展为 ADT 抵抗,以致于会有一个很差的临床预后[2],如果不进行进一步的临床干预的话,中位生存期为 16~18 个月[3]。通过加上第一代抗雄激素药物如氟他胺、比卡鲁胺或者尼鲁米特,联合阻断雄激素治疗(CAB),会使 PSA 下降,但是通常这种反应会比较短暂,没有真正提高总生存率,这些已经被研究证实[4]。长期以来,第一代外围抗雄激素药物能够刺激雄激素受体,因此,建议中止使用这些药物。另一种激素阻断方法是应用抗真菌药物酮康唑,已被证明可以有效降低 PSA,然而短时间的有效性抵不过此药物的相关毒性,所以也被排除了[4]。而 PSA 继续表达[5]一种雄激素受体调节基因,说明雄激素受体途径仍旧在分子水平很活跃,因此,推论出前列腺癌不是"雄激素非依赖性",而是"去势抵抗性"[1,6,7]。

10.2 分子生物学

10.2.1 去势抵抗的机制

许多模型证明了前列腺癌转变为去势抵抗状态的因素是多样而非单一的。

一个有趣的模型被 Logothetis 等提出，作者描述了在前列腺癌进展过程中的三个连续阶段，名为内分泌驱动、微环境依赖和肿瘤细胞自主性阶段。在早期阶段，雄激素信号途径对于二氢睾酮（DHT）的缺失做出反应——诊断初期，在前列腺癌患者早期或者低级阶段，很大一部分患者都处于这种"二氢睾酮依赖"的阶段。然而，经过 DHT 的依赖阶段，癌症表现为旁分泌驱动阶段。这种转变是进入一个活跃周期的标志，在这个阶段，雄激素信号途径有许多改变，与微环境/肿瘤相互作用有关。疾病最后一个阶段，肿瘤细胞失去了雄激素受体的依赖性，从而退出了旁分泌阶段，变成肿瘤细胞自主性阶段(图 10.1)。体外研究表明前列腺癌细胞在雄激素缺失的条件下存活，最终干细胞标志物表达水平升高，能够通过雄激素受体这一途径使肿瘤再生[9]。

根据这个模型，从前列腺癌内分泌到旁分泌驱动的转变与许多的修饰包括原癌基因的激活和肿瘤抑制基因的丢失[(如 PTEN 肿瘤抑制蛋白的丢失导致了不可控的磷脂酰肌醇 3 激酶(PI3K)/Akt 途径的激活)]有关。在微环境依赖阶段，肿瘤进展以肿瘤适应性的改变比较明显，这些改变结束了活跃的阶段，微环境改变了肿瘤，肿瘤细胞进一步改变了微环境。有证据表明在原癌基因和雄激素受体之间相互的作用中，原癌基因的激活和雄激素的缺失不是独立的[8]。在主要的改变中，我们能够确定：类固醇生成过程中酶的上调部分为瘤内的类固醇生成，部分为肾上腺类固醇的生成。

雄激素受体基因的扩增导致了雄激素的过表达和对于雄激素配体的高敏性。雄激素受体扩增的去势抵抗患者比起那些没有扩增的患者的速度更高对于二线雄激素阻断发生的反应[10]。

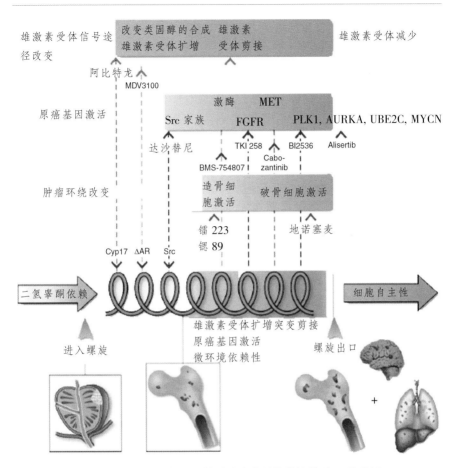

图 10.1 Logothetis[8]提出的前列腺癌进展的螺旋模型。（见彩插）

虽然进行了去势治疗,雄激素受体对于低水平雄激素的超敏反应仍会以持续的肿瘤细胞生长为结果。

前列腺癌异种抑制模型证明了雄激素受体如何提高表达是主要的异常所在,在雄激素去势治疗的难治性肿瘤中,高水平的雄激素受体在 CRPC 肿瘤中过度表达[2]。

雄激素受体突变：雄激素受体基因是类固醇受体中最容易突变的类型。大多数雄激素受体突变是获得功能的突变。这些能够在配体结合区域被绘制,最终导致雄激素高度敏感或者雄激素受体降低了配体特异性。

目前为止超过 660 种突变已经被报道[11]。未治疗的高加索人中局部前列腺癌患者中雄激素受体突变率<2%,但是在转移去势抵抗前列腺癌患者中雄激素受体突变的频率可能在 20%~50% 之间变化。这些突变可能包含从其他类固醇激素错误的触发。这些突变允许雄激素受体被非经典配体如其他类固醇[12]或从应用抗雄激素的初始治疗激活。后一种现象以"拮抗剂到兴奋剂"的转变而著称,解释了"抗雄激素撤退"效应,例如,临床进展以后,停止这些药物,会有大约 25% 的患者出现 PSA 的下降[1,12,13]。表观遗传学修饰如雄激素受体的甲基化和雄激素剪接变体促进基本的基因表达。在去势抵抗性前列腺癌的发展过程中,辅助激活剂和辅阻遏物的地位仍然未完全明确,雄激素受体的翻译后修饰(PTMS)的地位也是这样。大多数 PTMS 还没有在人体环境中研究,为了理解临床功能他们需要被转化为临床经验[14]。

10.2.2 临床经验

10.2.2.1 CRPC 中紫杉类药物的地位

进展为去势抵抗性前列腺癌后,以多西他赛为基础的化疗方案是标准治疗方案。这种药物被证明比之前的米托蒽醌类药物要有优势。后一种药物在一项 Ⅲ 期临床试验中被评估。该实验中患者被随机分为米托蒽醌加皮质类固醇组与类固醇单药组。米托蒽醌提高了疼痛、QOL、和 PSA 反应,但是总的生存率是相似的[15,16]。第一个体现多西他赛优越于米托蒽醌的临床试验是 SWOG99-16,在这个试验中,多西他赛合并雌氮芥(雌莫司汀)要比米托蒽醌加强的松具有优势[17,18]。然而,促使多西他赛作为 CRPC 标准治疗方案的临床试验是 TAX327。在这个试验中,1 006 名患有转移性 CRPC 的患者接受了 5mg 的泼尼松每日 2 次,随机分为 10 个周期的每 3 周方案的米托蒽醌,或者每周多西他赛(5~6 周期)或者多西他赛每 3 周方案。研究证明每 3 周多西他赛方案和泼尼松是提高生活质量和总生存率的优选方案,患者疼痛控制较好,生物化学反应也好[19]。根据这个试验,多西他赛每 3 周方案成为 CRPC 患者的标准治疗。

除了直接的细胞毒性，目前许多人对于多西他赛和紫杉类药物的"抗激素"的机制感兴趣[20]。通过抑制雄激素受体翻译而使雄激素受体反式激活基因的表达的下降代表了一个新的潜在的分子途径，可能能够解释紫杉类药物在治疗前列腺癌中的功效[21]。

卡巴他赛(JEVTANA®)

卡巴他赛是 CRPC 经过多西他赛治疗进展后第一种被证明的能够提高患者生存率的药物。这种药物是紫杉类家族成员，紫杉类家族包括紫杉醇和多西他赛。卡巴他赛结合微管蛋白并促进微管蛋白组装成微管，抑制微管分解，这样使得微管稳定，故而干扰有丝分裂和细胞间期的活动[22]。卡巴他赛对于细胞排列方面与多西他赛可以相媲美，但是在紫杉醇和多西他赛耐药模型中，抗肿瘤方面的作用是独特的[23-25]，而且也能通过血脑屏障。

使得卡巴他赛通过 FDA 批准的临床试验是 TROPIC，一项开放的随机Ⅲ期临床试验，入组者为之前接受过内分泌治疗的去势抵抗性前列腺癌患者，他们的疾病在应用多西他赛期间或者之后出现了进展。

这项研究中，755 名患者入组，378 名患者接受了卡巴他赛治疗，25mg/m² 静点超过 1 小时，并每天口服泼尼松 10mg。应用黄体生成素释放激素激动剂及双磷酸盐的患者继续该治疗。

当选择患者年龄必须在 18 岁以上，PS 评分为 0~2 分。入组前四周之内经历过米托蒽醌药物治疗以及 40%及以上骨髓接受过放疗或者其他抗癌治疗(其他的黄体生成素释放激素类似物)的患者被排除在外。可测疾病的患者要求疾病进展至少一个内脏转移或者软组织转移性病变。那些不可测疾病的患者要求连续测量两次 PSA 升高或者至少一项在入组之前出现的新的 X 线确诊的病变；良好的血液学指标、肝功能、肾功能和心功能，左心室射血分数≥50%，由放射性核素血管造影或者超声来检查。

结果表明应用卡巴他赛组中位生存时间为 15.1 个月，而米托蒽醌组为12.7 个月。应用卡巴他赛与米托蒽醌组的风险比为 0.7(95%CI 为 0.59~0.83，P<0.0001)。卡巴他赛中位无进展时间为 2.8 月米托蒽醌组为 1.4 个月(HR 为 0.74，0.64~0.86，P <0.0001)。大部分不良反应是中性粒细胞减少(卡巴他赛:米托蒽醌 83.58%)，腹泻(6%:1%)，嗜中性粒细胞减少引起的

发热（8%:1%）。嗜中性粒细胞减少性发热高发生率提示治疗需要预防[26]。

这项研究的最新更新已经到 25.5 个月，表明比起米托蒽醌来说（OR 值为 2.11；95%CI 为 1.33~3.33），更多的患者经过卡巴他赛治疗后仍存活。卡巴他赛治疗预测能够存活≥2 年；实际上，卡巴他赛组生存期≥2 年是 27%（95%CI 为 23%~32%），而米托蒽醌组为 16%（95%CI 为 12%~20%）。疼痛基线和疼痛反应在两组之间也做了比较。平均每日疼痛指数卡巴他赛组比起米托蒽醌组要低（所有周期，95%CI 为 0.27~0.01；P =0.035），镇痛评分是相似的。治疗组中末梢神经炎比较少见[27]。

一项比较卡巴他赛 20mg/m² 加泼尼松与卡巴他赛 25mg/m² 加泼尼松的功效和毒性的Ⅲ期临床试验（PROSELICA；NCT01308580）正在进行[28]。

10.2.2.2　17α 羟化酶（CYP17）抑制剂

阿比特龙（Zytiga®）

阿比特龙是治疗去势抵抗性前列腺癌的最新研发和证明有效的内分泌药物。这种药物表明即使是雄激素去势抵抗治疗失败之后前列腺癌患者仍残留驱动因素的概念验证。研发这样一种新药的原因始于对暴露在酮康唑药物患者的研究，酮康唑是一种著名的抗真菌药物，本质上能够抑制 17α 羟化酶，该酶在男性激素产物中非常重要——能够得到至少在 PSA 下降方面的反应，因为它能够抑制前列腺癌细胞生长。然而，酮康唑副作用较大，难以耐受，而且对于 CYP17 的亲和性很低。英国癌症研究中心开展的研究研制出 CYP17 有效抑制剂，叫做 CB7598 或者阿比特龙。然而，这种药物引发了新的问题，出现了新的副作用，也就是肾上腺机能不全的风险增加。然而，关于先天具有 CYP17 酶缺陷的儿童没有发展为肾上腺功能不全的临床研究，导致了药物最初的临床应用（图 10.2）。

去势抵抗性前列腺癌的Ⅰ期、Ⅱ期试验表明该药物耐受性很好，没有严重的副作用，重要的是 PSA 的下降。影像学方面的反应也被报道，部分患者一些可测量的病灶出现了部分缓解[30]。Ⅲ期国际随机双盲安慰剂对照试验称作 COU-AA-301，阿比特龙在之前经过多西他赛治疗的患者中得到了认可。在这个试验中，1195 名患者接受了泼尼松和每天空腹状态下 1g 醋酸

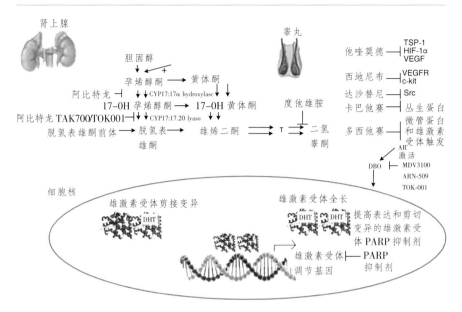

图 10.2　CRPC 新药物在治疗中的作用机制。（见彩插）

阿比特龙或者安慰剂的治疗。直到患者 PSA、影像学和临床证明疾病进展。最终的研究结果分析（2012 年更新）表明，服用阿比特龙组进展时间为 15.8 个月，而安慰剂组为 11.2 个月（HR 为 0.74，95% CI 为 0.64~0.86，P < 0.0001）。阿比特龙组 PSA 中位进展时间为 8.5 个月，对照组为 6.6 个月（HR 为 0.63，0.52~0.78，P <0.0001），同样，影像学无进展生存时间为（5.6 个月：3.6 个月，HR 为 0.66，12:58~0.76，P <0.0001）。PSA 反应（29.5%:5.5%，P < 0.0001）在阿比特龙组也比安慰剂组明显有效。应用阿比特龙 3~4 级副作用为乏力、贫血、后背疼痛和骨痛[31]。2011 年 4 月经过美国食品药品管理局的批准，阿比特龙应用于经多西他赛治疗后的激素抵抗性前列腺癌。2011 年 9 月，该药在欧洲也得到了批准。最近，阿比特龙在一些无症状或者症状轻微的去势抵抗性前列腺患者中在应用多西他赛之前的应用也在被研究。有人根据早期的一些药物研发的经验[32-34]，开展了关于阿比特龙潜在作用的研究，这也是一项国际Ⅲ期随机双盲、安慰剂对照试验，其中 1 088 名去势抵抗性前列腺癌患者之前没有接受多西他赛治疗，患者被随机分为泼尼松

加上阿比特龙或安慰剂组。分析的结果表明阿比特龙组中位影像学无进展时间为 16.5 个月,仅口服泼尼松组为 8.3 个月(HR 为 0.53;95%CI 为 0.45~0.62;P <0.001)。然而,22.2 个月的随访,主要研究终点总生存率,但没有得到数据因为在阿比特龙组没有相关事件发生(仅口服泼尼松组为 27.2 个月,HR 为 0.75,95%CI 为 0.61~0.93,P =0.01)。阿比特龙在以下方面比起安慰剂组也显示了优势:应用吗啡类药物的癌症相关疼痛、PSA 进展和患者体能衰弱[35]。不过,根据这些结果,醋酸阿比特龙于 2012 年 12 月得到 FDA 批准应用于多西他赛化疗患者中。这符合它的临床疗效,阿比特龙也能够通过细胞检测机器测出影响循环肿瘤细胞,结果似乎与患者的总生存率相关。正在进行的评价阿比特龙合并 LHRH 类似物的有效性的研究有激素疗法试验(NCT01088529 和 NCT00924469),还有辅助放疗或者同步放疗的研究(NCT0.023061)。最终,患者经过醋酸阿比特龙的治疗也会发展为耐药,所以,基础和临床研究为了发现耐药机制一直在研究新的策略。合并化疗[36]或者其他药物,如 PI13K(磷脂酰肌醇 3 激酶)或 AKT(丝氨酸或苏氨酸蛋白激酶)抑制剂和 PARP 抑制剂[37],这些试验也在进行中,临床结果值得期待[38]。

TOK-001(Galeterone)

Galeterone(也称作 TOK-001)是被合理设计为抑制人类 CYP17 酶,但是被发现也是一种有效的纯雄激素受体拮抗剂并成功地阻止了合成雄激素,与突变和野生型雄激素受体都能结合[39,40](图 10.2)。一项Ⅰ期多中心研究在那些之前没有做过化疗的 CRPC 患者中开展,为确定患者药物剂量,结果公布在 2012 年 ASCO(American Society of Clinical Oncology)会议上。入组的患者口服 TOK-001 每天 650mg 到 2 600mg,49 人中有 36 人完成了12 周的疗程。这项治疗耐受性很好,只有 1 例出现严重副作用,考虑与TOK-001 药物相关(横纹肌溶解伴有急性肾衰,高剂量他汀类药物的应用)。共有 22%治疗的患者出现了>50%PSA 水平的下降,还有 26%患者出现 30%~50%PSA 水平的下降。在剂量爬坡试验中出现了裂解酶的抑制、皮质类固醇的升高和雄激素的抑制[41]。

TAK-700(Ortonel)

TAK-700 选择性抑制 CYP17A 17,20 激酶[42]，它的作用是降低体内肾上腺产生的雄激素水平（图 10.2）。Dreicer 等在一项 Ⅰ/Ⅱ 期非盲剂量爬坡试验中，检测了 TAK-700 的安全性，有 26 名 CRPC 男性患者每天口服 TAK-700 两次（BID）。所有接受 TAK-700≥300mg 的患者都有 PSA 下降，其中 15 名患者接受 TAK-700≥300mg≥3 个周期，他们连续 3 个月测定 PSA,12 名患者（80%）有≥50%PSA 下降,4 名患者（27%）有≥90%PSA 下降。中位睾酮值和 DHEA 硫酸盐水平从 5.5 降至 0.6ng/dL[43]。

10.2.2.3　雄激素受体拮抗剂

恩杂鲁胺(Xtandi®)

恩杂鲁胺（之前称为 MDV3100）是一种雄激素受体信号传导抑制剂,被作为雄激素受体过表达的前列腺癌模型为基础的临床研发。恩杂鲁胺不同于当前一些抗雄激素药物,它能够抑制雄激素受体的核易位、DNA 结合。它对于受体具有很强的亲和力,包括在异种移植模型中的肿瘤的缩小（传统药物只是减慢肿瘤生长的速度）,还有一些不为人所知的具有竞争性的效应[13,14]（图 10.2）。

恩杂鲁胺在 2012 年通过 FDA 批准可用于多西他赛化疗后去势抵抗性前列腺癌患者。

恩杂鲁胺每天吃　次,不必同时服用泼尼松,泼尼松被认为具有激活雄激素受体信号途径的作用。

Scher 小组的第一项研究表明有 140 名受试者参与其中,有 56% 的患者 PSA 值降到至少一半,22% 的患者有软组织反应,56% 的患者骨转移病灶稳定,49% 的患者循环肿瘤细胞降到了阈值水平以下,影像学进展的中位时间为 47 周。副作用达到 3~4 级的患者中 11% 诉有乏力,通常靠药物减量解决。结果证明 MDV3100 在去势抵抗性前列腺癌中具有真正的抗肿瘤的作用,无论之前是否接触过化疗[5]。

通过分析 AFFIRM 小组（一项评估和调查 MDV3100 的有效性和安全

性的研究）的研究成果，药物的潜在的功能也被确认，该研究中有 1199 名患者参加了一项Ⅲ期双盲、安慰剂对照试验。入组标准为睾酮水平<50ng/dL（1.7nmol/L），之前经过多西他赛治疗，进展的定义参照功能性 PCWG2 标准。可以应用泼尼松或者其他类固醇类药物，但不做要求。值得一提的是患者继续使用 GnRH 激动剂/拮抗剂治疗，可以接受药物的支持治疗。

中位生存时间在恩杂鲁胺组为 18.4 个月，而安慰剂组为 13.6 个月（恩杂鲁胺组死亡风险比为 0.63,95%CI 为 0.75~0.53,$P<0.001$）。恩杂鲁胺在次级研究终点也证明了比安慰剂组的优越性，如 PSA 下降 50%或以上的患者比例（54%:2%,$P<0.001$）、软组织反应率（29%:4%,$P<0.001$），生活质量反应率（43%:18%,$P<0.001$）、PSA 进展时间（8.3:2.9 个月,危险比为 0.40,$P<0.001$）、第一次骨相关事件发生时间（16.7:13.3 个月,危险比为 0.69,$P<0.001$）。

应用 MDV3100 的主要副作用包括乏力、头晕、潮红。一项超过 3 级的副作用的发生的平均时间恩杂鲁胺组比安慰剂组大 8.4 个月（12.6:4.2 个月），所以恩杂鲁胺提高了疾病的长期控制率，而没有增加反应事件的发生。

值得注意的是有 0.6%的患者发生了癫痫，一些病例中患者经过预处理或者其他治疗:医生应该特别注意患者服用恩杂鲁胺之前是否有癫痫病史或者是否具有预处理的因素（脑损伤的基础病、卒中、脑转移瘤、酗酒或者是否服用降低疾病发作阈值的药物）[18]。

为了更好地挖掘药物潜在的作用，正在进行一项Ⅲ期无化疗史患者的临床试验（PREVAIL;NCT01212991）。

ARN-509

ARN-509 是一种能够抑制雄激素受体核易位的药物,雄激素受体结合到雄激素反应元件,与比卡鲁胺不同,在雄激素受体过表达环境下没有显示出激动剂的作用（图 10.2）。在第一项Ⅰ期临床试验中,在 46.7%的患者中观察到,PSA 下降在第 12 周（比基线下降≥50%）。FDHT 的摄取下降的量（目前为≥120ng）有一个平台期,与雄激素受体结合饱和性一致。这个研究中也评估了 ARN-509 在转移性 CRPC 患者中的安全性、耐受性、药代动力学、药效动力学和抗肿瘤活性[45]。

10.2.2.4　免疫治疗

Sipuleucel-T(Provenge®)

　　免疫治疗作为前列腺癌患者一种治疗策略正在兴起。免疫治疗有多种途径，在各途径之间，比较突出的是，肿瘤疫苗的生产，目的是刺激免疫细胞对抗癌症细胞表达的靶点。

　　Sipuleucel-T(APC8015)是自体同源的激活细胞免疫，应用于无症状或症状比较轻微的 CRPC 患者。它是美国 FDA 批准的第一个治疗癌症的疫苗。Sipuleucel-T 是一种激活细胞免疫的治疗，由一种由自体固有的外周单核细胞(PBMCs)组成，包括抗原递呈细胞(APCs)，这种细胞被体外重组融合蛋白激活(PA2024)。抗原递呈细胞是由与粒细胞巨噬细胞集落刺激因子(GM-CSF)相关的前列腺酸性磷酸酶(PAP)组成的重组蛋白所培育出来的[46]。PAP 被选择作为靶抗原因为它在前列腺组织和大多数前列腺癌组织中表达而在其他组织中不表达或者含量很低[47]，和其他蛋白没有高度同源序列。GM-CSF 的任务是能够提高 APCs 的摄取[48]。

　　大概在每次注入 sipuleucel-T 的三天前，为了收集自体周围血单核细胞，患者要经历白细胞除去法的程序。准备 sipuleucel-T 包含从白细胞去除法的结果中浓缩抗原递呈细胞，应用重组融合蛋白激活间接体内疗法(PA2024)。

　　早在 2006 年，一项小的随机、安慰剂对照研究，通过分析 127 名患者，显示了 sipuleucel-T 组疾病进展的中位时间是 11.7 周，而安慰剂组为 10 周(P =0.052,log-rank；HR 为 1.45；95%CI 为 0.99~2.11)。3 年生存率达到 34.1%，平均提高了 4.5 个月，中位生存时间为 25.9 个月。对于患者来讲，治疗耐受性强。值得提出的是，作为主要终点的疾病进展时间还没有达到[49]。

　　第二项 225 名患者的研究显示应用 sipuleucel-T 后总生存率有上升趋势，虽然没有统计学意义，但在疾病进展方面有一些影响[50]。

　　批准 sipuleucel-T 的根本是基于称作前列腺癌免疫治疗(IMPACT)的Ⅲ期临床试验。实验设计是双盲、安慰剂对照、多中心试验，入组条件是具有任何 Gleason 评分,无症状或者症状轻微,PSA≥5ng/mL,血清睾酮<50ng/dL(17nmol/L)。排除条件包括 ECOG 评分≥2,内脏转移的表现,长骨的病理学特征,脊髓压缩性骨折,28 天之内用过糖皮质激素,之前有过外放射治疗,外科手术治疗或者前列腺癌的全身治疗(不包含药物去势或者外科手术去势治疗)。排除条件也包括之前 28 天内应用过二磷酸盐,治疗病史中有过 2 种或更多的化疗方案,或者 3 个月之内有过化学治疗。化学去势治疗和二磷酸盐治疗一直应用至少到疾病进展。

所有 512 名患者随机按照 2:1 的比例分组,接受 sipuleucel-T 的治疗组和安慰剂组,每 2 周输入 3 次。入组患者之前接受过雄激素去势治疗。平均年龄为 71 岁。

分析结果证明 sipuleucel-T 组患者调整死亡风险比是 0.78(95%CI 为 0.61~0.98),降低了死亡风险为 22%(P=0.03)。中位生存时间为 4.1 个月,比对照组要长(25.8 个月:21.7 个月)。sipuleucel-T 组在第 36 个月生存的概率是 31.7%,而安慰剂组为 23%。

应用 Sipuleucel-T 组的疾病进展的中位时间为 14.6 周(3.7 个月),安慰剂组为 14.4 周(3.6 个月)(危险比为 0.92,95%CI 为 0.75~1.12,P=0.40)。定期复查 PSA 的患者中,311 名患者中有 8 名患者(2.6%)PSA 至少下降 50%,而对照组为 1.3%(152 名患者中 2 名患者下降)。

应用 sipuleucel-T 组的副作用有寒战、发热、头痛、流感样症状、肌肉疼痛、高血压、多汗和腹股沟痛。腹股沟痛发生在输入药物之后,一到两天之内可以消退。总的来讲,sipuleucel-T 组中 338 名患者中只有 3 名(0.9%)因为与输液相关的副作用而没有完成三次输液治疗[51]。

2010 年 4 月,食品药品管理局(FDA)允许 sipuleucel-T 治疗一些无症状或者症状轻微的去势抵抗性前列腺癌的患者。

尽管在疾病进展方面和监测的生物学指标没有短期效果,但这些药物似乎提高了生存率。这种明显的矛盾可以用治疗的生长调节作用来解释,虽然不会使肿瘤缩小明显,但这段时间可以拖延或者减慢它的生长速度[52]。由于这个原因,需要更进一步的研究来阐明其他治疗方法的真正的益处。

PROSTVAC(Tricom®)

医学发展过程中，PROSTVAC 也是一种鸡痘病毒疫苗，携带有三段式的辅助刺激因子转基因。包括细胞间黏附分子(ICAM-1)，B7.1，白细胞功能相关抗原3(LFA-3)，这些被设计为 TRICOM®[53]。在一项随机双盲 II 期临床试验中，患者为症状轻微或者无症状的转移性未经过化疗的前列腺癌患者，Gleason 评分≤7 分，且 PSA 升高，这些患者被随机分为安慰剂组和 PROSTVAC 组。疫苗组患者取得了一个良好的 24.5 个月的中位生存时间，而安慰剂组中位生存时间是 16 个月(P =0.016)[54]。T 细胞激活依赖两种独立的信号途径：第一种主要是组织相容性相关的递呈抗原，第二种是 T 细胞的 CD28 与抗原递呈细胞(APC)上的 CD80 和 CD86 之间的共刺激，和细胞毒性 T 细胞相关的抗原4(CTLA-4)在 T 细胞上表达，竞争性结合在 APC 上面相同的配体。然而比起 CD28 的激活功能，CTLA-4 作为免疫调节分子能降低 T 细胞的活性，使得免疫反应下降。这种抑制反馈是维持自体抗原外周耐受必要条件，能够被开发用于治疗中通过 CTLA-4 靶点而加强 T 细胞介导抗肿瘤免疫反应。

同样，在一项随机的、安慰剂对照的临床试验中，PROVASTAC VF 显示统计学上生存期方面有 8.5 个月的差别 (25.1 个月:16.6 个月，估算 HR 为 0.56,95%CI 为 0.85:37;分层 log-rank P=0.0061)[55]。另一项 PROSTVAC 的单臂 II 期试验，在转移性 CRPC 患者中得到相似的生存结果，中位总生存时间为 26.6 个月[56]。一项 26 名非转移性 CRPC 患者参加的 II 期随机试验中，只接受了氟他胺治疗或者氟他胺加上 PROSTVAC-V/F，初步报告了比起那些单独口服氟他胺的患者，合用 PROSTVAC 组延长了疾病进展时间 (223 天:85 天)。

伊匹单抗(Yervoy®)

伊匹单抗是一种抗细胞毒性 T 细胞抗原-4(CTLA-4)的人源化单克隆抗体。CTLA-4 是 T 细胞表面的受体，是一项重要的 T 细胞反应的负调节蛋白。这样，伊匹单抗通过抑制 T 细胞负调节蛋白增加了抗肿瘤的免疫反应。在一些 II 期临床试验中，包括去势[58]和 PSA-TRICOM 试验[59]，都显示了该药物的有效性,而 CA-184-043(043 研究)的Ⅲ期临床试验中出现了严重的难题,这项试验包括了 799 名转移性去势抵抗性前列腺癌患者,之前均接受了多西他赛的治疗。在这项试验中,患者被随机按照 1:1 分为 2 组,一组接受骨转移灶的 8Gy 的直接放射治疗,合用伊匹单抗,10mg/kg(n=399),另一组为安慰剂组(n=400)。亚组分析表明病情不太重的患者能够从伊匹单抗的治疗中获益。这项研究没有到达它的主要的研究终点:总生存率的延长时间。尽管缺少总生存率获益的证据,但无进展生存率和明显的 PSA 的下降在免疫治疗过程中已被观察到。

而且,有趣的是,Madan 等的试验关于伊匹单抗在合并痘病毒疫苗为基础的治疗中把前列腺特异性抗原(PSA)作为目标,包含 T 细胞共刺激分子的表达,包括 CD80。6 名之前接受化疗的患者中只有 1 名患者有 PSA 的下降。24 名患者中,之前没接受过化疗的患者,14 名(58%)伴有 PSA 的从基线的下降,其中 6 名患者下降达到 50%。针对 PSA 的疫苗的应用也能够增加免疫系统的反应,而没有发现与伊匹单抗应用有关的免疫相关的副作用[59]。在转移性去势抵抗性前列腺癌患者中,合并应用伊匹单抗和疫苗的随机试验需要进一步的临床验证。

10.2.2.5　抗血管生成药物

他喹莫德

应用他喹莫德(TASQ)治疗在上调 TSP-1 表达和下调 HIF-1α 和VEGF中起到了关键的作用[60,61](图 10.2)。临床前数据表明该药能够与紫杉类药物(多西他赛和卡巴他赛)发生协同作用[62,63]。

在一项 Pili 等进行的Ⅱ期临床试验中,201 名患者被评估(134 名患者分到 TASQ 组,67 名患者在安慰剂组)。TASQ 组 6 个月无进展比例和安慰剂组无进展比例分别为 69% 和 37%($P<0.001$),中位无进展生存期是 7.6个月:3.3 个月($P=0.0042$)。所以,在转移性去势抵抗性前列腺癌中,副作用可以接受的情况下,TASQ 明显减慢了疾病进展和提高无病生存时间[63]。他喹莫德在去势抵抗性前列腺癌临床试验中的作用最后的评定仍很必要,正在进行中的临床Ⅲ期试验的结果值得期待。

10.2.2.6　酪氨酸酶抑制剂

达沙替尼（Sprycel®）

　　达沙替尼是许多激酶的抑制剂：BCR-ABL、SRC 家族（SRC、LCK、YES、和 FYN）、c-KIT、EphA2 和 PDGFRβ。它包含在前列腺癌多种信号途径中，促进肿瘤细胞增殖、生存、转移和转变为雄激素非依赖性。实验中，达沙替尼似乎能够降低破骨细胞的增殖，释放钙离子[64]（图 10.2）。

　　达沙替尼在 48 名未经过化疗的男性患者中进行测试：在 12 周时，患者无疾病进展的人数为 21 人（44%）；24 周时，8 名患者无疾病进展（17%）。43 名患者中尿素 N 端肽从基线降低≥40% 的患者有 22 名（51%），骨碱性磷酸酶在 44 名患者中有 26 名患者（59%）降低。达沙替尼耐受性好，只有 6 名患者（13%）出现 3 级毒副作用[65]。

　　另一项研究分析联合应用多西他赛的可能结果，46 名患者中有 26 名患者（57%）PSA 持久下降 50%。30 名可测量病灶的患者中，18 名（60%）患者出现部分缓解（PR）。28 名患者（61%）终止多西他赛治疗后接受了单药达沙替尼的治疗，稳定疾病达 1~12 个月[66]。

　　从 READYⅢ临床试验中得出有趣的结果：这是一项多国合作的、随机化双盲、安慰剂对照的研究。在这项研究中，对于转移性去势抵抗性前列腺癌患者进行标准化疗加上达沙替尼并没有提高总生存率（中位时间为 21.5 个月：21.2 个月；危险比为 0.99；log-rank P =0.90）、PFS（中位时间为 11.8 个月：11.1 个月，HR 为 0.92），疼痛缓解率（66.6%:71.5%）。无论如何，应用达沙替尼在第一次出现骨相关事件的时间的风险方面还是有一些下降的（中位时间，无数据：31.1 个月，HR 为 0.81，95%CI 为 0.64~1.02）[67]。

卡博替尼（Cometriq®）

　　卡博替尼（XL184）是一种口服制剂，即抗甲硫氨酸和血管内皮生长因子受体 2 的酪氨酸激酶抑制剂。一项Ⅱ期随机已中止的临床试验中，患者为转移性去势抵抗性前列腺癌男性，其中 43% 的患者之前接受过多西他赛的治疗。试验中患者接受每天 100mg 的卡博替尼，持续 12 周，那些疾病稳定的患者随机分到卡博替尼或者安慰剂组。尽管在 12 周时客观反应率仅为 5%，有 75% 的患者的疾病还是很稳定的。卡博替尼组中位无病进展时间是 23.9 周（95%CI 为 10.7~62.4 周），而安慰剂组为 5.9 周（95%CI 为 5.4~6.6 周），（风险比为 0.12；$P <0.001$）。骨扫描中患者病变的改善率为 68%，部分消退为 56%，完全消退为 12%。回顾性研究分析，骨痛在可评估患者中有 67% 得到了改善，止痛药物应用减少了 56%。所有患者至少出现了一种副作用，经常导致药物中断，或者剂量的减少[68]。卡博替尼在多西他赛治疗之后的应用的Ⅲ期临床试验正在进行（NCT01605227 和 NCT01522443）。

10.2.2.7 PARP 抑制剂

聚腺苷二磷酸-核糖聚合酶（PARP）与 DNA 修复和转录调节有关。对于特定的 DNA 修复缺陷的癌症，包括那些出现 BRCA1 或者 BRCA2 突变的患者，抑制 PARP 是一种潜在的合成致死治疗策略（图 10.2）。

奥拉帕尼

奥拉帕尼的潜在作用第一次是 Fong 等检测到的。试验中 60 名患者中：22 名患者具有 BRCA1 或 BRCA2 突变，1 例有 BRCA 相关的癌症家族史，拒绝接受突变测试。客观抗肿瘤活性只有在携带突变基因的患者中被报道，他们患有卵巢、乳腺或者前列腺癌，接受了多种治疗方案。奥拉帕尼在 BRCA1 和 BRCA2 突变患者中几乎没有传统化疗的副作用，能够抑制 PARP，具有抗肿瘤的活性[69]。

尼拉帕尼

另一种引起关注的药物是尼拉帕尼（MK4827），口服的强有力的 PARP-1 和 PARP-2 抑制剂，能够诱导丢失 BRCA 和抑癌基因的临床前模型中的合成致命性破坏。在 Sandhu 等的研究中，20 名携带 BRCA1 或 BRCA2 基因突变的卵巢癌患者中有 8 名患者（40%，95%CI 为 19~64）出现了部分缓解，而乳腺癌中 4 名基因突变患者中有 2 名出现部分缓解（50%）[7-93]。抗肿瘤活性也在一些散发的卵巢高级别浆液性癌、非小细胞肺癌和前列腺癌中报道，抑癌基因表达的缺失或者 ETS 转录因子的重排与前列腺癌患者中抗肿瘤活性的监测无关也有报道[70]。

10.2.2.8　反义寡核苷酸

OGX-011(Custirsen 库司替森)

GLU(凝集素)是一种应力诱导的,细胞保护分子伴侣,通过抑制蛋白聚集和蛋白应激,细胞色素 C 释放,蛋白和细胞凋亡蛋白酶的活化从而能够广泛抑制细胞死亡。GLU 在 mRNA 水平上是很有吸引力的抑制剂的选项。库司替森,第二代反义寡核苷酸(ASO)和第一代比起来,对于 GLURNA 具有更高的亲和力,疗效更强,且延长了组织的半衰期(图 10.2)。无论是在体内还是体外,库司替森都能够有效地抑制 GLU 的水平[71,72]。在一项 Ⅱ 期临床试验中,82 名患有转移性去势抵抗性前列腺癌患者按照 1:1 随机分为 2 组,多西他赛联合泼尼松加或者不加 OGX-011。尽管在 PSA 反应方面没有改善(主要的研究终点),总生存率(次要的研究终点)在 OGX-011 组得到了提高(23.8 个月:16.9 个月)[73]。目前,为了证明该药与化疗相结合的治疗效果,两项 Ⅲ 期临床试验正在进行:一项是一线治疗(SYNERGY,多西他赛加或不加库司替森,NCT01188187),另一项是二线治疗(AFFINITY,卡巴他赛加或不加库司替森,NCT01578655)。有趣的是 Lamoureux 等观察到热休克蛋白 90(Hsp90)抑制剂诱导了热休克反应的激活,CLU 被 OGX-011 所稀释,在推迟 CRPC 进展时间方面有协同效应[74]。

OGX 427

OGX-427 是抑制热休克蛋白 27 表达的反义寡核苷酸,一种雄激素受体复合物的分子伴侣,能增强雄激素受体调节基因的反式激活。在一项 Ⅱ 期临床试验中,应用 OGX-427 加强的松,对照组为单独应用泼尼松。比较结果,在 OGX-427 组 71%的患者在 12 周时无进展(95%CI 为 0.440~0.897),在单独应用泼尼松组仅为 40%的患者在 12 周时无进展生存 (95%CI 为 0.163~0.677)[75]。Hoosier 肿瘤小组开展一项 Ⅱ 期临床研究,在转移性去势抵抗性前列腺癌应用醋酸阿比特龙后 PSA 进展的患者中应用 OGX-427,观察疗效(NCT01681433)[76]。

HSP-90

热休克蛋白 90 是一种分子伴侣，包含在许多受体蛋白包括 Akt 和雄激素受体(AR)。也有报道 17-丙烯氨基-17 去氧基格尔德霉素(17AAG)在不同的癌症中能够抑制肿瘤的生长,然而它能够诱导骨骼微环境中的肿瘤进展。

一些研究的结果显示当今抑制热休克蛋白 90 不是一个常规有效的靶点:IPI-504 作为一种单一的药物在 PSA 水平或者肿瘤负荷方面具有很小的疗效,且经常在一些患者中出现难以接受的副作用[77]。同样,17-AAG 关于 PSA 反应方面不能够显示任何作用。由于 PSA 反应不明显,在每个研究设计的第一阶段就终止入组了[78,79]。无论如何,Hsp90 抑制剂仍旧处于研发阶段,有许多分子需要检测。

EZN-4176

EZN-4176 是一种雄激素受体 mRNA 拮抗剂,一种锁核酸(LNA)寡核苷酸,能够特异性下调雄激素受体 mRNA。体外试验中,EZN-4176 能够下调雄激素受体 mRNA 和蛋白,抑制雄激素受体转录活性和细胞的生长。雄激素受体之所以广泛被认为作为前列腺癌的一种重要的治疗靶点,是因为雄激素对于前列腺肿瘤的生长和发育很重要。在临床 Ⅰ 期人体试验中,22 名患者入组,没有客观的软组织的反应。药效学实验没有证明雄激素受体表达有任何下降。至今,在每周给药的最大耐受剂量时,EZN-4176 在去势抵抗性前列腺癌抗肿瘤活性也是有限的[80]。

10.2.2.9 其他药物

氯化镭 223(Xofigo®)

氯化镭 223(以前称作 Alpharadin)是进行 Ⅲ 期临床试验的第一种 α 放射源,并且被批准应用于临床,分别在细胞周期、表面标志物和肿瘤类型方面发挥作用。镭 223 的简单性在于便利的半衰期(11.4 天)和内在的亲骨性和潜在的 DNA 损伤的特性的结合。相对生物学效应的概念联合物理线性能量传递,为组织中的离子辐射提供了一个医学上相对的概念,可以利于比较不同形式电离辐射的效能。α放射源的相对生物学效应,是传统 X 线的好几倍(取决于组织的类型),这是它们毫无例外的引人注目的特征。α粒子和γ射线及β射线比较起来是有效的,γ和β射线通过单击引起细胞损伤。这样的杀伤力再加上它不合适的半衰期,使得它显得没有吸引力[81]。Parker 等开展了一项研究,即放射性粒子在有症状的前列腺癌患者中进行(ALSYMPCA),这是一项Ⅲ期、双盲、安慰剂对照的研究,随机将 921 名曾经接受过、不能耐受或者拒绝多西他赛治疗的患者按照 2:1 的比例,接受 6 次镭 223 的静脉注射(剂量为 50kBq/kg 体重)或者安慰剂;每 4 周注射一次。另外,所有患者接受了最标准的护理。528 名患者死亡的时候,在安慰剂患者转为镭 223 治疗之前,初步研究结果已报道。在期中分析中,在镭 223 组中位总生存时间为 14.0 个月,而在安慰剂组为 11.2 个月。镭 223 比起安慰剂,使死亡风险下降了 30%(风险比为 0.70;95%CI 为 0.55~0.88;双边,$P = 0.002$)。在有治疗意向的人群中,314 名患者死亡。在镭 223 组,541 名患者中的 191 名患者死亡 (35%),安慰剂组 268 名患者中的 123 名患者死亡 (46%)。镭 223 在总生存率方面的效果始终强于所有的亚组,镭 223 和安慰剂组相比,没有明显地出现 3 或 4 级的毒性效应。

在更新的分析中,在镭 223 组中位总生存时间是 14.9 个月,而在安慰剂组是 11.3 个月。更新分析确认了和安慰剂组相比,镭 223 使死亡风险下降了 30%(风险比为 0.70;95%CI 为 0.58~0.83;$P <0.001$)。有治疗意向患者中共有 528 名患者死亡。在镭 223 组中,614 名患者中的 333 名患者死亡 (54%),在安慰剂组,307 名患者中的 195 名患者死亡(64%)。镭 223 的效能优于所有亚组[82]。

在 2013 年 5 月,食品药品监督管理局(FDA)批准了氯化镭 223 用于治疗 CRPC 有症状的骨转移而没有内脏转移的患者。

AZD3514:SARD

在雄激素依赖和非依赖条件下,AZD3514 具有新的能够抑制雄激素受体信号的途径。这种化合物能够阻止雄激素受体的核转位,抑制雄激素受体合成,随着持续暴露导致可检测到的雄激素受体下调。

由于雄激素受体介导的抗雄激素治疗的先天性和获得性的耐药很常见，一种能够下调雄激素受体水平的抑制剂可能在延缓或者不发生耐药方面是很有利的。这样一种途径可能在 CRPC 中无论是单独应用还是合并其他治疗都是有益的[83]。

有趣的是，在 AZD3514 第一项人体试验就显示在进展期 CRPC 患者中的抗肿瘤活性：49 名 CRPC 患者中应用 AZD3514 爬坡剂量治疗（A35 名患者，B14 名患者）。最常见的药物相关的副作用为恶心：G1/2 为 36/49（73%），G3 为 2/49（4%）。还有呕吐：G1/2 为 24/49（49%），G3 为 3/49（6%）。恶心、呕吐的处理是应用口服止吐药。单次给药后可以观察到血浆浓度中药物剂量相应地增加。按照 RECIST1.1 评价，客观的软组织的反应率为 2/26（8%）。在第 6 和 12 个月，21 名（43%）和 8 名（16%）的研究中的患者，没有骨和软组织进展的证据[84]。

10.2.2.10　骨靶向治疗

雄激素去势治疗引起的骨质疏松使得骨折的风险增加。另外，90%的 CRPC 患者发展为骨转移，引起骨骼完整性的下降。

在激素抵抗性前列腺癌患者中刺激破骨细胞的活性，且由于化学去势所导致的继发甲状旁腺机能亢进和骨质疏松也很常见[85]。唑来膦酸被推荐用来预防骨相关事件（SRES，如病理性骨折、脊髓压迫、外科手术或者骨放疗）：在 122 名患者进行的唑来膦酸应用于前列腺癌的研究结果，这些患者完成了总共 24 个月的研究，唑来膦酸 4mg 组和安慰剂组至少一件 SRE。发生率（38%∶49%，差异为−0.11%，95%CI 为=−20.2%～−1.3%，P =0.028）分别为，SRES 年发病率 4mg 唑来膦酸组是 0.77，安慰剂组是 1.47（P =0.005）。第一次发生 SRE 的中位时间 4mg 唑来膦酸组是 488 天，而安慰剂组是 321 天（P =0.009）。与安慰剂组比较，4mg 唑来膦酸组使 SREs 的风险下降了 36%（HR 为=0.64，95%CI 为 0.485～0.845，P =0.002）。唑来膦酸在肾功能异常的患者中一定要倍加谨慎，而且在肌酐清除率<30mL/min 的患者，是不推荐应用的[86]。

地诺单抗

地诺单抗是一种完全人源化单克隆抗体，RANK 配体抑制剂。这种药物能使腰椎骨密度提高 5.6%（P <0.001）；地诺单抗能够提高髋骨、股骨颈和桡骨末端三分之一所有点的骨密度。接受地诺单抗治疗的患者在第 36 个月时，能够降低新发生的椎体的骨折的发病率（与安慰剂组比较为1.5%:3.9%）（HR 为 0.38；95%CI 为 12:19~0.78，P =0.006）[87]。

在 CRPC 和骨转移患者中，指南推荐唑来膦酸每 4 周给药或者地诺单抗 120mg 每 4 周给药，以预防或者延缓疾病相关的 SREs。一项大的 III 期临床试验在 CRPC 有骨转移的患者中开展，比较了地诺单抗和唑来膦酸。地诺单抗在 SREs 方面优于唑来膦酸[HR 为 0.82（0.71~0.95），P =0.0002)]，但是伴随而来的是低钙血症发生率增高（13%:6%）。两组试验中都观察到下颌骨坏死的病例。总生存率方面没有统计学差异[88]。

10.3　当前 CRPC 的整体管理

近几年，一些新药逐步被研发，现在也可以被肿瘤学家用来治疗 CRPC。治疗 CRPC 主要的基础是需要持久地应用 LHRH 类似物去雄治疗。疾病进展的时候在 LHRH 类似物基础上加上第一代抗雄激素药物（比卡鲁胺、氟他胺或者尼鲁米特）是合理的选择，尽管这种应用的反应的期望是有限的。联合治疗的患者疾病进展后，次级的抗雄激素药物应该被中断，要监测抗雄激素撤退反应（AAWD）。随后可用低剂量的类固醇，即地塞米松每天0.5mg，这个结果已经被报道：在一些患者中能够有效降低 PSA 的指标，但是在总生存获益方面没有随机对照研究的数据。酮康唑也在考虑范围之内，但是低效能和较差的耐受性限制了它的应用。

仅 PSA 升高不能被认为是疾病进展的唯一标准，而是需要综合影像学（影像学标准和骨骼及内脏疾病）、临床表现和生物学评价几方面来确定[89]。

无症状或者轻微症状的 CRPC 患者，之前没接受过多西他赛治疗的患者可以应用 Sipuleucel-T——当患者生命预期值至少在 6 个月时或者一线激素应用为阿比特龙联合泼尼松。多西他赛在那些不能应用阿比特龙的患者中是一种合理的选择[89,90]。

有症状之前未做过化疗的 CRPC 患者应该采用化学治疗,多西他赛每 3 周方案(这个方案已被证明不仅提高了总生存率而且能够减轻症状和提高生活质量)。值得注意的是身体状况比较好的患者从这项治疗中获益更多。应用阿比特龙,尽管在有症状之前未接受过化疗的 CRPC 患者中未正式地经过验证,但也被认为是对那些不能耐受或者拒绝多西他赛治疗的患者的合理的选择。最后,米托蒽醌对于那些不能够耐受多西他赛的患者可以在姑息治疗方面得到益处,但是总生存率是没有提高的[89,90]。

多西他赛化疗后的 CRPC 患者之前没接受过阿比特龙治疗且具有良好的 PS 评分,应该应用更进一步的激素治疗:阿比特龙+泼尼松或者恩杂鲁胺,但是卡巴他赛化疗也可以考虑。如果患者已经经过多西他赛治疗后有一个延长的无进展生存期,多西他赛激发试验也能够考虑,尽管没有 Ⅲ 期试验结果支持这种选择[89,90]。

多西他赛治疗后的 CRPC 患者,如果没有良好的 PS 评分,预后较差,治疗的目的就是为了提高患者的生活质量[90]。

有症状的骨转移患者能够接受全身治疗(内分泌或者化疗)或者应用靶向治疗(镭 223)。单发的骨转移灶疼痛包括脊髓压迫的患者,可以进行放射治疗。双磷酸盐或者地诺单抗被用来降低 SREs,提高疼痛控制率。内脏转移的患者和有症状的骨转移患者不应该应用放射性核素治疗,因为放射性核素能够妨碍进一步的全身化疗。然而对于那些拒绝进一步化疗的患者也可以应用,目的就是为了提高生活质量[89-91]。

总之,CRPC 的治疗应根据患者的个体差异和一般状况而量身订制。专业而有经验的内科医生应该制订一些方案,使患者从治疗中得到最大益处而使不必要的治疗毒性的风险降到最小。病变程度(内脏疾病存在或者不存在)、身体状况、之前的治疗、疾病的症状、影像学的进展和进展的生化指标也应该在制订治疗方案之前被考虑。

未来一个主要的挑战是现代治疗手段的先后顺序(图 10.3)。对于分子

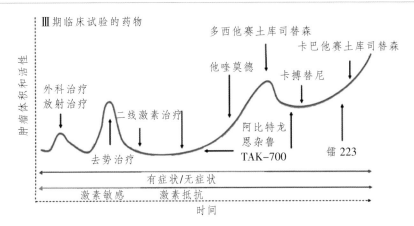

图 10.3　对于转移性去势抵抗性前列腺癌的药物应用最佳的治疗顺序。选自于张等[92]。（见彩插）

生物学更好的理解和新型标记物的发现以及新药的应用，将是改善 CRPC 患者治疗结局的关键所在。

参考文献

1. Chen Y, Clegg NJ, Scher HI (2009) Anti-androgens and androgen-depleting therapies in prostate cancer: new agents for an established target. Lancet Oncol 10(10):981–991
2. Holzbeierlein J, Lal P, LaTulippe E et al (2004) Gene expression analysis of human prostate carcinoma during hormonal therapy identifies androgen-responsive genes and mechanisms of therapy resistance. Am J Pathol 164(1):217–227
3. Eisenberger MA, Blumenstein BA, Crawford ED et al (1998) Bilateral orchiectomy with or without flutamide for metastatic prostate cancer. N Engl J Med 339:1036–1042
4. Schmitt B, Bennett C, Seidenfeld J, Samson D, Wilt TJ (1999) Maximal androgen blockade for advanced prostate cancer. Cochrane Database of Syst Rev (2):CD001526. doi:10.1002/14651858.CD001526.5
5. Scher HI, Beer TM, Higano CS et al (2010) Antitumour activity of MDV3100 in castration-resistant prostate cancer: a Phase 1–2 study. Lancet 375(9724):1437–1446. doi:10.1016/S0140-6736 (10) 60172-9
6. Mostaghel EA, Page ST, Lin DW et al (2007) Intraprostatic androgens and androgen-regulated gene expression persist after testosterone suppression: therapeutic implications for castration-resistant prostate cancer. Cancer Res 67(10):5033–5041
7. Bedoya D, Mitsiades N (2012) Abiraterone acetate, a first-in-class CYP17 inhibitor, establishes a new treatment paradigm in castration-resistant prostate cancer. Expert Rev Anticancer Ther 12(1):1–3

8. Logothetis CJ, Gallick GE, Maity SN (2013) Molecular classification of prostate cancer progression: foundation for marker-driven treatment of prostate cancer. Cancer discov 3 (8):849–861. doi:10.1158/2159-8290.CD-12-0460

9. Pfeiffer MJ, Smit FP, Sedelaar JP, Schalken JA (2011) Steroidogenic enzymes and stem cell markers are upregulated during androgen deprivation in prostate cancer. Mol Med 17(7–8):657–664

10. Haapala K, Hyytinen ER, Roiha M, Laurila M et al (2001) Androgen receptor alterations in prostate cancer relapsed during a combined androgen blockade by orchiectomy and bicalutamide. Lab Invest 81:1647–1651

11. Gottlieb B, Beitel LK, Wu JH, Trifiro M (2004) The androgen receptor gene mutations database (ARDB). Hum Mutat 23:527–533

12. Koochekpour S (2010) Androgen receptor signaling and mutations in prostate cancer. Asian J Androl 12(5):639–657. doi:10.1038/aja.2010.89

13. Tran C, Ouk S, Clegg NJ et al (2009) Development of a second-generation antiandrogen for treatment of advanced prostate cancer. Science 324(5928):787–790

14. Tsao C-K, Galsky MD, Small AC et al (2012) Targeting the androgen receptor signalling axis in castration-resistant prostate cancer (CRPC). BJU Int 110(11):1580–1588. doi:10.1111/j. 1464-410X.2012.11445.x

15. Kanthoff PW, Halabi S, Conaway M et al (1999) Hydrocortisone with or without mitoxantrone in men with hormone-refractory prostate cancer: results of cancer and leukemia group B 9182 Study. J Clin Oncol 17:2506–2513

16. Tannock IF, Osoba D, Stockler MR et al (1996) Chemotherapy with mitoxantrone plus prednisone or prednisone alone for symptomatic hormone-resistant prostate cancer: a Canadian randomised trial with palliative end points. J Clin Oncol 14:1756–1764

17. Petrylak DP, Tangen CM, Hussain MH et al (2004) Docetaxel and estra-mustine compared with mitoxantrone and prednisone for advanced refractory prostate cancer. N Engl J Med 351:1513–1520

18. Scher HI, Fizazi K, Saad F et al (2012) Increased survival with enzalutamide in prostate cancer after chemotherapy. N Engl J Med 367:1187

19. Tannock IF, de Wit R, Berry WR et al (2004) Docetaxel plus prednisone or mitoxantrone plus prednisone for advanced prostate cancer. N Engl J Med 351:1502–1512

20. Kuroda K, Liu H, Kim S et al (2009) Docetaxel down-regulates the expression of androgen receptor and prostate-specific antigen but not prostate-specific membrane antigen in prostate cancer cell lines: implications for PSA surrogacy. Prostate 69:1579–1585

21. Gan L, Chen S, Wang Y et al (2009) Inhibition of the androgen receptor as a novel mechanism of taxol chemotherapy in prostate cancer. Cancer Res 69:8386

22. Sanofi-Aventis (2010) Jevtana(cabazitaxel) injection prescribing information. Sanofi-Aventis, Bridgewater, NJ

23. Attard G, Greystoke A, Kaye S, de Bono J (2006) Update on tubulin binding agents. Pathol Biol 54:72–84

24. Aller AW, Kraus LA, Bissery MC (2000) In vitro activity of TXD258 in chemotherapeutic resistant tumor cell lines. Proc Am Assoc Cancer Res 41:303, abstr 1923

25. Bissery MC, Bouchard H, Riou JF et al (2000) Preclinical evaluation of TXD258, a new taxoid. Proc Am Assoc Cancer Res 41:214, abstr 1364

26. Oudard S (2011) TROPIC: phase III trial of cabazitaxel for the treatment of metastatic castration-resistant prostate cancer. Future Oncol 7:497–506

27. Bahl A, Oudard S, Tombal B et al (2013) Impact of cabazitaxel on 2-year survival and palliation of tumor-related pain in men with metastatic castration-resistant prostate cancer treated in the TROPIC trial. Ann Oncol 24(9):2402–2408. doi:10.1093/annonc/mdt194

28. de Bono JS, Sartor O (2011) Cabazitaxel for castration-resistant prostate cancer-Authors' reply (letter). Lancet 377:122–123
29. Bahl A, Masson S, Birtle A et al (2013) Second-line treatment options in metastatic castration-resistant prostate cancer: a comparison of key trials with recently approved agents. Cancer Treat Rev 1:170–177. doi:10.1016/j.ctrv.2013.06.008
30. Attard G, Reid AH, Yap TA et al (2008) Phase I clinical trial of a selective inhibitor of CYP17, abiraterone acetate, confirms that castration-resistant prostate cancer commonly remains hormone driven. J Clin Oncol 26(28):4563–4571. doi:10.1200/JCO.2007.15.9749
31. Fizazi K, Scher HI, Molina A et al (2012) Abiraterone acetate for treatment of metastatic castration-resistant prostate cancer: final overall survival analysis of the COU-AA-301 randomised, double-blind, placebo-controlled phase 3 study. Lancet Oncol 13(10):983–992
32. Attard G, Reid AH, A'Hern R et al (2009) Selective inhibition of CYP17 with abir-aterone acetate is highly active in the treatment of castration-resistant prostate cancer. J Clin Oncol 27:3742–3748
33. Ryan CJ, Smith MR, Fong L et al (2010) Phase I clinical trial of the CYP17 inhibitor abiraterone acetate demonstrating clinical activity in patients with castration-resistant prostate cancer who received prior ketoconazole therapy. J Clin Oncol 28:1481–1488
34. Ryan CJ, Shah S, Efstathiou E et al (2011) Phase II study of abiraterone acetate in chemotherapy-naive metastatic castration-resistant prostate cancer displaying bone flare discordant with serologic response. Clin Cancer Res 17:4854–4861
35. Ryan CJ, Smith MR, De Bono JS et al (2012) Interim analysis (IA) results of COU-AA-302, a randomized, phase III study of abiraterone acetate (AA) in chemotherapy-naive patients (pts) with metastatic castration-resistant prostate cancer (mCRPC). Proc Am Soc Clin Oncol 30 (suppl), abstr LBA4518
36. Ryan C (2010) Abiraterone in prostate cancer. Clin Adv Hematol Oncol 8:761–762
37. Sartor O (2011) Combination therapy: abiraterone prolongs survival in metastatic prostate cancer. Nat Rev Clin Oncol 8:515–516
38. Pezaro CJ, Mukherji D, De Bono JS (2012) Abiraterone acetate: redefining hormone treatment for advanced prostate cancer. Drug Discov Today 17(5–6):221–226. doi:10.1016/j.drudis.2011.12.012
39. Handratta VD, Vasaitis TS, Njar VC et al (2005) Novel C- 17-heteroaryl steroidal CYP17 inhibitors/antiandrogens: synthesis, in vitro biological activity, pharmacokinetics, and antitumor activity in the LAPC4 human prostate cancer xenograft model. J Med Chem 48:2972–2984. doi:10.1021/jm040202w
40. Vasaitis T, Belosay A, Schayowitz A et al (2008) Androgen receptor inactivation contributes to antitumor efficacy of 17α-hydroxylase/17,20-lyase inhibitor 3β-hydroxy-17-(1H -benzimidazole-1-yl) androsta-5,16-diene in prostate cancer. Mol Cancer Ther 7:2348–2357. doi:10.1158/1535-7163.MCT-08-0230
41. Montgomery RB, Eisenberger MA, Rettig M et al (2012) Phase I clinical trial of galeterone (TOK-001), a multifunctional antiandrogen and CYP17 inhibitor in castration resistant prostate cancer (CRPC). J Clin Oncol 30(Suppl), abstr 4665
42. Hara T, Kouno J, Kaku T et al (2013) Effect of a novel 17,20-lyase inhibitor, orteronel (TAK-700), on androgen synthesis in male rats. J Steroid Biochem Mol Biol 134:80–91. doi:10.1016/j. jsbmb.2012.10.020
43. Dreicer R, Agus DB, MacVicar GR et al (2010) Safety, pharmacokinetics, and efficacy of TAK-700 in metastatic castration-resistant prostate cancer: a phase I/II, open-label study [abstr 3084]. J Clin Oncol 28(15 suppl):254s
44. Jung ME, Ouk S, Yoo D et al (2010) Structure-activity relationship for thiohydantoin androgen receptor antagonists for castration-resistant prostate cancer (CRPC). J Med Chem 53:2779–

2796

45. Rathkopf DE, Morris MJ, Fox JJ et al (2013) Phase I study of ARN-509, a novel antiandrogen, in the treatment of castration-resistant prostate cancer. J Clin Oncol 31(28):3525–3530. doi:10. 1200/JCO.2013.50.1684

46. Bianchini D, Zivi A, Sandhu S, De Bono JS (2010) Horizon scanning for novel therapeutics for the treatment of prostate cancer. Ann Oncol 21(Suppl 7):vii43–vii55. doi:10.1093/annonc/mdq369

47. Graddis TJ, McMahan CJ, Tamman J et al (2011) Prostatic acid phosphatase expression in human tissues. Int J Clin Exp Pathol 4(3):295–306

48. Sims RB (2012) Development of sipuleucel-T: autologous cellular immunotherapy for the treatment of metastatic castrate resistant prostate cancer. Vaccine 30(29):4394–4397. doi:10. 1016/j.vaccine.2011.11.058

49. Small EJ, Schellhammer PF, Higano CS et al (2006) Placebo-controlled phase III trial of immunologic therapy with sipuleucel-T (APC8015) in patients with metastatic, asymptomatic hormone refractory prostate cancer. J Clin Oncol 24:3089–3094

50. Higano CS, Schellhammer PF, Small EJ (2009) Integrated data from 2 randomized, double-blind, placebo-controlled, phase 3 trials of active cellular immunotherapy with sipuleucel-T in advanced prostate cancer. Cancer 115(16):3670–3679. doi:10.1002/cncr.24429

51. Kantoff PW, Higano CS, Shore ND, IMPACT Study Investigators et al (2010) Sipuleucel-T immunotherapy for castration-resistant prostate cancer. N Engl J Med 363(5):411–422

52. Plosker GL (2011) Sipuleucel-T: in metastatic castration-resistant prostate cancer. Drugs 71 (1):101–108. doi:10.2165/11206840-000000000-00000

53. Di Paola RS, Plante M, Kaufman H et al (2006) A phase I trial of pox PSA vaccines (PROSTVAC-VF) with B7-1, ICAM-1, and LFA-3 co-stimulatory molecules (TRICOM) in patients with prostate cancer. J Transl Med 4:1

54. DiPaola RS, Chen Y, Bubley GJ et al (2009) A phase II study of PROSTVAC-V (vaccinia)/TRICOM and PROSTVAC-F (fowlpox)/TRICOM with GM-CSF in patients with PSA progression after local therapy for prostate cancer: results of ECOG 9802. In: Genitourinary cancers symposium 2009, abstr 108

55. Kantoff PW, Schuetz TJ, Blumenstein BA et al (2010) Overall survival analysis of a phase II randomized controlled trial of a poxviral-based PSA-targeted immunotherapy in metastatic castration-resistant prostate cancer. J Clin Oncol 28:1099–1105, PubMed: 20100959

56. Gulley JL, Arlen PM, Madan RA et al (2010) Immunologic and prognostic factors associated with overall survival employing a poxviral-based PSA vaccine in metastatic castrate-resistant prostate cancer. Cancer Immunol Immunother 59:663–674, PubMed: 19890632

57. Bilusic M, Gulley J, Heery C et al (2011) A randomized phase II study of flutamide with or without PSA-TRICOM in nonmetastatic castration-resistant prostate cancer (CRPC) [abstr]. J Clin Oncol 29(7S):163

58. Madan RA, Mohebtash M, Arlen PM et al (2010) Overall survival (OS) analysis of a phase 1 trial of a vector-based vaccine (PSA-TRICOM) and ipilimumab (Ipi) in the treatment of metastatic castration-resistant prostate cancer (mCRPC): a double-blinded randomized phase I/II study. In: Program and abstracts of the 2010 American Society of Clinical Oncology Genitourinary Cancers symposium, San Francisco, CA, 5–7 March 2010. Abstract

59. Tollefson MK, Karnes RJ, Thompson RH et al (2010) A randomized phase II study of ipilimumab with androgen ablation compared with androgen ablation alone in patients with advanced prostate cancer. In: Program and abstracts of the 2010 American Society of Clinical Oncology Genitourinary Cancers symposium, San Francisco, CA, 5–7 March 2010, abstr 168

60. Olsson A, Björk A, Vallon-Christersson J et al (2010) Tasquinimod (ABR-215050), a quinoline-3-carboxamide anti-angiogenic agent, modulates the expression of thrombospondin-1 in

human prostate tumors. Mol Cancer 9:107

61. Jennbacken K, Welen K, Olsson A et al (2012) Inhibition of metastasis in a castration resistant prostate cancer model by the quinoline-3-carboxamide tasquinimod (ABR-215050). Prostate 72(8):913–924

62. Scher HI, Halabi S, Tannock I, Prostate Cancer Clinical Trials Working Group et al (2008) Design and end points of clinical trials for patients with progressive prostate cancer and castrate levels of testosterone: recommendations of the Prostate Cancer Clinical Trials Working Group. J Clin Oncol 26(7):1148–1159

63. Pili R, Häggman M, Stadler WM et al (2011) Phase II randomized, double-blind, placebo-controlled study of tasquinimod in men with minimally symptomatic metastatic castrate-resistant prostate cancer. J Clin Oncol 29(30):4022–4028

64. Luo FR, Barrett YC, Yang Z et al (2008) Identification and validation of phospho-SRC, a novel and potential pharmacodynamic biomarker for dasatinib (SPRYCEL), a multi-targeted kinase inhibitor. Cancer Chemother Pharmacol 62:1065–1074, PubMed: 18301894

65. Yu EY, Massard C, Gross ME, Carducci MA et al (2011) Once-daily dasatinib: expansion of phase II study evaluating safety and efficacy of dasatinib in patients with metastatic castration-resistant prostate cancer. Urology 77(5):1166–1171. doi:10.1016/j.urology.2011.01.006

66. Araujo JC, Mathew P, Armstrong AJ et al (2012) Dasatinib combined with docetaxel for castration-resistant prostate cancer: results from a phase 1-2 study. Cancer 118(1):63–71. doi:10.1002/cncr.26204

67. Araujo JC Trudel GC, Fred Saad et al (2013) Overall survival (OS) and safety of dasatinib/docetaxel versus docetaxel in patients with metastatic castration-resistant prostate cancer (mCRPC): results from the randomized phase III READY trial. J Clin Oncol 31(suppl 6), abstr LBA8

68. Smith DC, Smith MR, Sweeney C et al (2013) Cabozantinib in patients with advanced prostate cancer: results of a phase II randomized discontinuation trial. J Clin Oncol 31(4):412–419. doi:10.1200/JCO.2012.45.0494

69. Fong PC, Boss DS, Yap TA et al (2009) Inhibition of poly(ADP-ribose) polymerase in tumors from BRCA mutation carriers. N Engl J Med 361(2):123–134. doi:10.1056/NEJMoa0900212

70. Sandhu SK, Schelman WR, Wilding G et al (2013) The poly(ADP-ribose) polymerase inhibitor niraparib (MK4827) in BRCA mutation carriers and patients with sporadic cancer: a phase 1 dose-escalation trial. Lancet Oncol 14(9):882–892. doi:10.1016/S1470-2045(13)70240-7

71. Zellweger T, Miyake H, Cooper S et al (2001) Antitumor activity of antisense clusterin oligonucleotides is improved in vitro and in vivo by incorporation of 2′-O-(2-methoxy)ethyl chemistry. J Pharmacol Exp Ther 298:934–940

72. Saad F, Hotte S, North S et al (2011) Randomized phase II trial of Custirsen (OGX-011) in combination with docetaxel or mitoxantrone as second-line therapy in patients with metastatic castrate-resistant prostate cancer progressing after first-line docetaxel: CUOG trial P-06c. Clin Cancer Res 17(17):5765–5773. doi:10.1158/1078-0432.CCR-11-0859

73. Chi KN, Hotte SJ, Yu EY et al (2010) Randomized phase II study of docetaxel and prednisone with or without OGX-011 in patients with metastatic castration-resistant prostate cancer. J Clin Oncol 28(27):4247–4254. doi:10.1200/JCO.2009.26.8771

74. Lamoureux F, Thomas C, Yin MJ et al (2011) Clusterin inhibition using OGX-011 synergistically enhances Hsp90 inhibitor activity by suppressing the heat shock response in castrate-resistant prostate cancer. Cancer Res 71(17):5838–5849. doi:10.1158/0008-5472.CAN-11-0994

75. Chi K, Yu EY, Ellard S et al (2012) A randomized phase II study of OGX-427 plus prednisone (P) vs. P alone in patients (pts) with metastatic castration resistant prostate cancer (CRPC). Ann Oncol 23, abstr 900PD

76. MacVicar GR, Hussain MH (2013) Emerging therapies in metastatic castration-sensitive and castration-resistant prostate cancer. Curr Opin Oncol 25(3):252–260. doi:10.1097/CCO. 0b013e32835ff161

77. Oh WK, Galsky MD, Stadler WM et al (2011) Multicenter phase II trial of the heat shock protein 90 inhibitor, retaspimycin hydrochloride (IPI-504), in patients with castration-resistant prostate cancer. Urology 78(3):626–630. doi:10.1016/j.urology.2011.04.041

78. Heath EI et al (2005) A phase II trial of 17-allylamino-17-demethoxygeldanamycin in patients with hormone-refractory metastatic prostate cancer. Clin Prostate Cancer 4:138–141

79. Heath EI et al (2008) A phase II trial of 17-allylamino-17-demethoxygeldanamycin in patients with hormone-refractory metastatic prostate cancer. Clin Cancer Res 14:7940–7946

80. Bianchini D, Omlin AG, Pezaro CJ et al (2013) First-in-human phase I study of EZN-4176, a locked nucleic acid antisense oligonucleotide (LNA-ASO) to androgen receptor (AR) mRNA in patients with castration-resistant prostate cancer (CRPC). J Clin Oncol 31(suppl), abstr 5052

81. Vapiwala N, Glatstein E (2003) Fighting prostate cancer with radium-223—not your Madame's isotope. N Engl J Med 369(3):276–278

82. Parker C, Nilsson S, Heinrich D et al (2013) Alpha emitter radium-223 and survival in metastatic prostate cancer. N Engl J Med 369(3):213–223. doi:10.1056/NEJMoa1213755

83. Loddick SA, Ross SJ, Andrew GT et al (2013) AZD3514: a small molecule that modulates androgen receptor signaling and function in vitro and in vivo. Mol Cancer Ther 12:1715–1727

84. Omlin AG, Jones RJ, van der Noll R et al (2013) A first-in-human study of the oral selective androgen receptor down-regulating drug (SARD) AZD3514 in patients with castration-resistant prostate cancer (CRPC). J Clin Oncol 31(suppl), abstr 4511

85. Smith MR (2004) The role of bisphosphonates in men with prostate cancer receiving androgen deprivation therapy. Oncology 18:21–25, 85

86. Saad F, Gleason DM, Murray R et al (2004) Long-term efficacy of zoledronic acid for the prevention of skeletal complications in patients with metastatic hormone-refractory prostate cancer. J Natl Cancer Inst 96(11):879–882

87. Smith MR, Egerdie B, Hernández Toriz N et al (2009) Denosumab in men receiving androgen-deprivation therapy for prostate cancer. N Engl J Med 361(8):745–755. doi:10.1056/NEJMoa0809003

88. Fizazi K, Carducci M, Smith M et al (2011) Denosumab versus zoledronic acid for treatment of bone metastases in men with castration-resistant prostate cancer: a randomized, double-blind study. Lancet 377:813–822

89. Cookson MS, Roth BJ, Dahm P et al (2013) Castration-resistant prostate cancer: AUA guideline. J Urol 190(2):429–438. doi:10.1016/j.juro.2013.05.005

90. Mohler JL, Kantoff PW, Armstrong AJ (2013) Prostate cancer, version 1.2014. J Natl Compr Cancr Netw 11(12):1471–1479

91. Horwich A, Parker C, De Reijke T, Kataja V (2013) Prostate cancer: ESMO clinical practice guidelines for diagnosis, treatment and follow-up. Ann Oncol 21:1–9. doi:10.1093/annonc/mdt208

92. Zhang TY, Agarwal N, Sonpavde G (2013) Management of castrate resistant prostate cancer-recent advances and optimal sequence of treatments. Curr Urol Rep 14(3):174–183. doi:10.1007/s11934-013-0322-0

第 11 章

局部治疗：磁共振引导的高聚能超声刀

11.1 简介

前列腺癌(PC)局部治疗是一种新兴的疗法,高强度局部超声(HIFU)是一种能选择性去除病灶但是保留现有功能的新兴技术,结合 MRI 来定义靶区,控制和监测消融区,用超声传感器来控制和发送局部超声波,通过 MRI 介导的局部超声是一种非侵入治疗 PC 的方法。

11.2 局部治疗

PC 是全世界男性最常见的肿瘤之一[1],前列腺特异性抗原 PSA 检测的引入使相当大比例的男性被诊断出低阶段、低级别癌症,进展的风险最小[2]。D'Amico 等在 1998 年提出危险分类的概念, 这种分类方法能评估复发的风险,用血的 PSA 水平、Gleason 分级和 T 分期把患者分成 3 组,低风险、中风险和高风险[3](表 11.1)。用于 PC 的治疗方案选择范围广泛,该诊断的男性治疗管理将成为最具挑战性的公共健康问题之一。问题包括过度诊断、过度治疗、治疗引起的毒性和逐步上升的费用[4]。美国泌尿协会建议主动监测、

表 11.1 D'Amico 和他的同事发明的分类是临床实践中应用最广泛的，是一个很好的风险评估

分类			
	分期	PSA	Gleason
低风险	T1–2a	≤10 ng/mL	≤6
中风险	T2b	>10 和 ≤20 ng/mL	7
高危险	T2c–3a	>20 ng/mL	≥8

采用 PSA 水平，Gleason 分级和分期来确定低、中，或高风险。

前列腺间质近距离放疗(EBRT)、体外放射治疗和前列腺癌根治术(RP)[5]。另一方面，欧洲泌尿协会指南提出 RP 来治疗中风险和高风险患者。积极监测可以用来治疗低风险患者，但是需要告知患者危险及其他治疗选择[6]。比较耻骨后 RP 和观察等待表明 RP 降低了 PC 的死亡率和转移[7,8]。一些研究表明低风险的前列腺肿瘤与更好的预后有关[9]。一直以来，PC 的规范治疗被认为是整个腺体的治疗，包括 RP(比如前列腺全切)或者整个前列腺的放射治疗(短距离放射治疗)。当我们使用激进的治疗方法时，比如说放疗或手术，这些治疗方法直接作用于整个腺体，因为我们不能准确定位病变在腺体中的位置。全腺体的治疗有可能破坏邻近的结构，像膀胱颈、外部尿括约肌、神经血管束和直肠[10]，然后导致尿失禁、勃起功能障碍和直肠毒性(直肠炎、出血、腹泻)。近来，人们倾向于寻找其他疗法，一些研究表明小范围高分化肿瘤不会进展，激进的过度治疗可能会影响患者的生活质量和治疗费用[11]。

局部治疗的目标是治疗前列腺内的病灶，同时远离前列腺正常的部分和周围正常结构，最小范围影响泌尿生殖器和直肠功能。局部治疗并没有抛弃前列腺癌多灶的特点，而是基于患者生活质量；其余的病变能被适当治疗。结果：局部治疗被提出并被用于临床评估(Laser、CryoA blation 等)。HIFU 是一种非侵入性的，能主动监测低风险前列腺癌的方法，它是能选择性地破坏病灶而保存现有功能的一种新兴技术[12]。超声(US)波和生物组织之间的良好的物理相互作用保证了一些非常有趣和独特的治疗方法。事实

上，传统方法(包括神经血管束)产生的泌尿生殖系统的副作用较小。HIFU
具有提高局部温度超过 60℃的高能量超声波，然后聚焦到热消融靶组织，
从而导致凝固性坏死[13]。15 年前，在传统的超声(US)引导[12,14,15]下进行前列
腺癌的第一个高强度聚焦超声消融。目前，在 2007 年[5]美国泌尿学会(AUA)
和 2008 年[16]泌尿外科(EAU)欧洲协会的指导方针下，HIFU 已经作为局灶
前列腺癌的替代治疗方法。近日，MRI 已经被提议作为一种指导和监督模
式（磁共振引导聚焦超声术，MgFUS）[17]，通过动态对比增强成像（DCE-
MRI）、光谱学、弥散加权成像(DWI)[18-20]提出一些优于其他成像技术的优
势，尤其是较好的解剖分辨率和肿瘤的检测。还有质子频移(PRF)方法快速
热映射，以控制温度的上升和治疗[21]中确定消融的实时性。MRI 也可作为进
行治疗后的监测技术方法进行疗效的立即评估[22,23]。

11.3　聚焦超声原理

高强度聚焦超声治疗是一种新兴技术，治疗模式是使用超声波，通过
组织作为能量载体。这种完全非侵入性的技术对肿瘤消融以及止血、溶栓
和靶向药物(基因)传递有巨大潜能[24]。超声波具有高于人耳(18~20kHz)的
可听范围内的频率压力波，它由一个机械运动诱导的分子振动围绕它们的
静止位置处产生。该运动导致压缩和介质的稀薄从而产生压力波行进的机
械干扰。其结果是超声波需要传播的媒介。超声穿过一种材料的电压，即施
加射频(RF)产生电压，它膨胀和收缩成比例地施加电压。在用于超声治疗
的许多应用中，能够产生高功率、单频和连续波的换能器。为了能够使用超
声治疗，有必要了解组织的超声性质。温度升高引起的焦点部分依赖于超
声波的衰减，而光束传播穿过上覆的组织，而组织的吸收系数在靶区。超声
波的速度是不依赖于频率的，并在所有的软组织（不包括肺）具有平均约
1550m/s 的速度。在脂肪组织的速度小于其他软组织，约为 1480m/s，而在肺
中空气间隔使速度减小至约 600m/s。最高数值在骨头中，在 1800m/s 和
3700m/s 之间，依赖密度，结构和频率。超声衰减在组织中是由于吸收和散
射而造成损失的总和，它决定了束进入组织的穿透力。超声通过与波传播

相关联的质点运动和压力变化的组织相互交替。首先,所有的超声波连续地通过吸收损失能量导致组织内的温度升高。如果温度升高到足够高且维持足够的时间,则会引起组织损伤。可用于组织凝血或消融的热效应类似于用其他的加热方法具有同等的热能获得。其次,在高压的振幅时,压力波可能会导致集中声能的小气泡形成。声波和气体之间的相互作用类型被称为气穴现象,它可能会导致从细胞膜通透性改变完成破坏组织的生物效应。最后,与波传播相关联的机械应力和应变有时会在生物系统中直接改变。通过超声波产生的热效应已被用于癌症的治疗,以及用在许多超声外科手术上。为了诱发热组织损伤,必须给予低于该组织恢复的温度阈值。热损伤阈值取决于其他的组织类型和生理因素(pH 值和 O_2)。升温依赖于吸收和衰减系数、超声场的大小和形状(热传导效应),并且还强烈地依赖于局部的血流灌注率。为了高强度聚焦超声消融,压电换能器具有 1~7MHz 的中心频率,用于产生一个聚焦超声场。这个声波场被耦合到身体和靶区。通过组织传播,超声波将被吸收,声能将转化成热能。聚焦区的高密度能量会引起温度在几秒钟内上升到超过 60℃,并且组织蛋白质凝结。周围组织和覆盖结构由于低声能密度而不受影响 [15](图 11.1)。结合磁共振成像来定

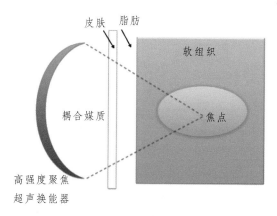

图 11.1 用来产生聚焦超声区域的超声换能器的原理示意图。超声波在病变区域被吸收,声学能量转变为热能,温度升高超过 60℃,由于周围组织和上覆结构有较低的声学能量比重而不受影响。(见彩插)

义目标和用于控制和监控消融,结合超声波换能器控制并提供聚焦的超声束。MRgFUS 能用非侵入性的方法治疗许多良恶性肿瘤。目前,MRI 是男性骨盆局部解剖最准确的方法之一,特别用于定位和 PC 的分期。传统的前列腺 MRI 基于标准的 T1W 和 T2W 序列的形态学成像,精确度有限。包括 DWI 及灌注成像的最新进展超出解剖评估所得到的信息[18]。所有这些技术都显示其区分良恶性的潜在价值。然而,没有单独最佳表征前列腺肿瘤的技术[25]。在指导和监测 HIFU 消融上,MRI 能提供比超声更准确的优势:首先,由于软组织对比度高,它提供了在任何方向的高分辨率成像,处理和评估相关的影响;其次,MRI 是目前唯一可用于创建定量温度图的技术。MR 能确保适当的超声暴露被应用在目标上,是一种安全和有效的消融,而不影响周围组织[23,26]。磁共振 PRF 测温允许在超声热消融下无创性的温度监测。该方法使用温度 PRF 的依赖性,可以用梯度回波图像来确定[26,27]。为了提供快速的温度测量,采集序列是多层、梯度回波、单次激发、平面回波成像(EPI)。此外,MR 成像硬件和软件(3T 与 1.5T)的发展能提高空间分辨、时间分辨率和信号信噪比[19]。

11.4 MRgFUS:我们的经验

通过全世界 15 年来超声引导 HIFU 的丰富经验,近些年,MRgFUS 已成功地在小患者群体进行测试。目前,在我们科室,6 例单发活检证实的 PC 患者同意在手术之前接受 MRgFUS 作为对照试验。纳入本研究的所有患者(分期 T1~T2,NX~N0,M0)、Gleason 评分 6(3+3)、PSA 水平低于 10mμg/mL,MRI 检查证明病变。靶病灶用快速自旋回波 T2W、DCE T1W 和 DWI 序列进行鉴别,随后进行 MRgFUS 消融(图 11.2)。Gleason 评分大于 8 分的患者、多灶或双侧前列腺癌的患者、以前有盆腔或直肠癌病史的患者、美国 ASA 的得分大于等于 3 分的患者被排除在研究之外。所有受试者进行 MRgFUS 治疗,并在 2 周后行前列腺癌根治术。

所有的治疗用 3T 磁共振扫描仪进行有针对性的直肠内超声系统消融(图 11.3)。患者麻醉后仰卧在扫描台上,用一个 16 架 F 导尿管导尿。包含

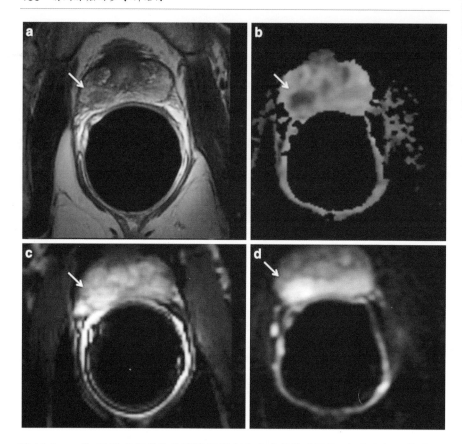

图 11.2 一位 65 岁老年男性前列腺局部病变患者的核磁图像，包含右侧边缘带（箭头所指）。MR 轴位 T2 加权像显示一个局部低信号病变（a）；DWI 和相关的 ADC 图像显示一个限制性扩散的区域（b,c）；PWI 动态序列显示靶病变经过治疗后出现了均匀的灌注。

990 元的相控阵超声聚焦的直肠探头被插入到直肠和装满脱气的水中，以消除前列腺和直肠壁之间的界面内的残余空气。MRI 扫描序列包括快速自旋回波 T2W，动态对比增强 T1W 和弥散加权序列，以正确地定位目标病灶，并允许精确三维消融。确定消融区域后，手动勾画直径 5mm 的肿瘤，该系统产生针对患者的治疗计划所需的能量水平和超声处理的数目，以避免

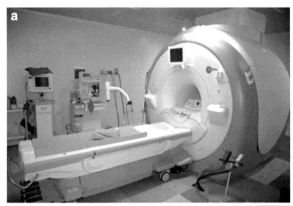

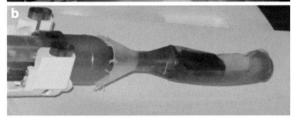

图 11.3　通过直肠内聚焦超声消融系统实施治疗(a)，与 3T 核磁共振扫描仪共同完成。(见彩插)

损坏非靶组织和减少处理时间。先使用 MRI 测温 PRF 移法监测低功耗亚治疗超声处理确认目标，再解剖图像重叠的温度图。确认后，使用充满能量目标区域治疗，并实时监测。超声处理的体积在目标区域中的温度达到 65℃被认为是成功的。一旦病变和非灌注区 MRI 被完全消融，那么治疗是完整的。出院前 3 小时，治疗后的患者进行了检查和不利情况的监测及与手术过程中相关的所有情况。第二天，所有患者均使用糖皮质激素控制局部炎症反应。MRgFUS 治疗结果通过标本区域组织病理学比较，由一个病理学家评估并固定在福尔马林(甲醛)溶液中。

　　没有遇到 MRgFUS 消融有关的技术困难，在手术过程中也没有遇到严重并发症。所有标本进行 HE 染色。在所有病例中，对整个前列腺切片标本分析表明，在超声处理的部位炎症改变范围的正常前列腺组织内有广泛凝固性坏死。在消融区或沿着安全区域无残留存活的肿瘤组织。我们的经验表明，MRgFUS 可以安全地用于鉴定和治疗病变，无显著副作用，可重复结果。到目前为止，我们计划评估患者的局部前列腺癌的治疗。离散区域的治

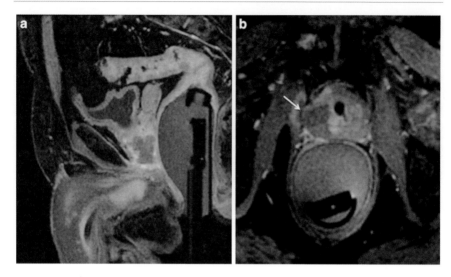

图 11.4　矢状位(a)和轴位(b)T1 加权像显示给予造影剂后,未灌注组织区域靶病灶完全消融。

疗,无论是孤立的或多灶的,是可行的、安全的,并且可以在门诊进行。下尿路症状很常见。然而,这个方法在泌尿生殖系统的功能结构域耐受性良好。此外,MRgFUS 治疗不会对发病率和在所有患者中后续根治性前列腺切除的结果产生影响。局部疗法是低风险前列腺癌的替代选择。目前公认的治疗方法治疗局限性前列腺癌依赖于患者和肿瘤的因素,并考虑前列腺癌根治术,放射治疗(近距离放射治疗)以及 HIFU(使用高强度聚焦超声,并不是在手术基础上作出的选择)。作为一种微创治疗局限性前列腺癌的 HIFU 吸引力很高,但不断普及依赖很多因素,无切口或穿刺,不流血,可以在门诊进行,是可重复的。多年来,通过技术、成像和设备的改进,HIFU 治疗的临床效果已显著改善。在这些改进中,MR 引导是最先进的,最近已引进并将推动其成为更安全、更有效的治疗方法,因为 MR 有优越的解剖分辨率和实时温度映射功能。尽管在人体的初始结果非常有前途,但 MRgFUS 仍在研究中,需要更多的研究来证明肿瘤学效益,以及验证其对患者的治疗效果[28]。

参考文献

1. Siegel R, Naishadham D, Jemal A (2012) Cancer statistics, 2012. CA Cancer J Clin 62(1): 10–29
2. Singer EA, Kaushal A, Turkbey B, Couvillon A, Pinto PA, Parnes HL (2012) Active surveillance for prostate cancer: past, present and future. Curr Opin Oncol 24(3):243–250
3. Hernandez DJ, Nielsen ME, Han M, Partin AW (2007) Contemporary evaluation of the D'amico risk classification of prostate cancer. Urology 70(5):931–935
4. Ahmed HU, Akin O, Coleman JA, Crane S, Emberton M, Goldenberg L, Hricak H, Kattan MW, Kurhanewicz J, Moore CM et al (2012) Transatlantic Consensus Group on active surveillance and focal therapy for prostate cancer. BJU Int 109(11):1636–1647
5. Thompson I, Thrasher JB, Aus G, Burnett AL, Canby-Hagino ED, Cookson MS, D'Amico AV, Dmochowski RR, Eton DT, Forman JD et al (2007) Guideline for the management of clinically localized prostate cancer: 2007 update. J Urol 177(6):2106–2131
6. Heidenreich A, Abrahamsson PA, Artibani W, Catto J, Montorsi F, Van Poppel H, Wirth M, Mottet N (2013) Early detection of prostate cancer: European Association of Urology recommendation. Eur Urol 64(3):347–354
7. Bill-Axelson A, Holmberg L, Filen F, Ruutu M, Garmo H, Busch C, Nordling S, Haggman M, Andersson SO, Bratell S et al (2008) Radical prostatectomy versus watchful waiting in localized prostate cancer: the Scandinavian prostate cancer group-4 randomized trial. J Natl Cancer Inst 100(16):1144–1154
8. Albertsen P (2009) Words of wisdom. Re: Radical prostatectomy versus watchful waiting in localized prostate cancer: the Scandinavian Prostate Cancer Group-4 randomized trial. Eur Urol 55(4):989–990
9. Klotz L (2008) Active surveillance for prostate cancer: trials and tribulations. World J Urol 26 (5):437–442
10. Wilt TJ, Brawer MK, Jones KM, Barry MJ, Aronson WJ, Fox S, Gingrich JR, Wei JT, Gilhooly P, Grob BM et al (2012) Radical prostatectomy versus observation for localized prostate cancer. N Engl J Med 367(3):203–213
11. Choo R, Klotz L, Danjoux C, Morton GC, DeBoer G, Szumacher E, Fleshner N, Bunting P, Hruby G (2002) Feasibility study: watchful waiting for localized low to intermediate grade prostate carcinoma with selective delayed intervention based on prostate specific antigen, histological and/or clinical progression. J Urol 167(4):1664–1669
12. Maestroni U, Dinale F, Minari R, Salsi P, Ziglioli F (2012) High-intensity focused ultrasound for prostate cancer: long-term follow up and complications rate. Adv Urol 2012:960835
13. Crouzet S, Poissonnier L, Murat FJ, Pasticier G, Rouviere O, Mege-Lechevallier F, Chapelon JY, Martin X, Gelet A (2011) [Outcomes of HIFU for localised prostate cancer using the Ablatherm Integrate Imaging(R) device]. Prog Urol 21(3):191–197
14. Blana A, Rogenhofer S, Ganzer R, Lunz JC, Schostak M, Wieland WF, Walter B (2008) Eight years' experience with high-intensity focused ultrasonography for treatment of localized prostate cancer. Urology 72(6):1329–1333, discussion 1333–1334
15. Jenne JW, Preusser T, Gunther M (2012) High-intensity focused ultrasound: principles, therapy guidance, simulations and applications. Z Med Phys 22(4):311–322
16. Heidenreich A, Bellmunt J, Bolla M, Joniau S, Mason M, Matveev V, Mottet N, Schmid HP, van der Kwast T, Wiegel T et al (2011) EAU guidelines on prostate cancer. Part 1: screening, diagnosis, and treatment of clinically localised disease. Eur Urol 59(1):61–71

17. Jolesz FA (2009) MRI-guided focused ultrasound surgery. Annu Rev Med 60:417–430
18. Vargas HA, Akin O, Franiel T, Mazaheri Y, Zheng J, Moskowitz C, Udo K, Eastham J, Hricak H (2011) Diffusion-weighted endorectal MR imaging at 3 T for prostate cancer: tumor detection and assessment of aggressiveness. Radiology 259(3):775–784
19. Bonekamp D, Jacobs MA, El-Khouli R, Stoianovici D, Macura KJ (2011) Advancements in MR imaging of the prostate: from diagnosis to interventions. Radiographics 31(3):677–703
20. Hoeks CM, Barentsz JO, Hambrock T, Yakar D, Somford DM, Heijmink SW, Scheenen TW, Vos PC, Huisman H, van Oort IM et al (2011) Prostate cancer: multiparametric MR imaging for detection, localization, and staging. Radiology 261(1):46–66
21. Pilatou MC, Stewart EA, Maier SE, Fennessy FM, Hynynen K, Tempany CM, McDannold N (2009) MRI-based thermal dosimetry and diffusion-weighted imaging of MRI-guided focused ultrasound thermal ablation of uterine fibroids. J Magn Reson Imaging 29(2):404–411
22. Kirkham AP, Emberton M, Hoh IM, Illing RO, Freeman AA, Allen C (2008) MR imaging of prostate after treatment with high-intensity focused ultrasound. Radiology 246(3):833–844
23. Quesson B, Laurent C, Maclair G, de Senneville BD, Mougenot C, Ries M, Carteret T, Rullier A, Moonen CT (2011) Real-time volumetric MRI thermometry of focused ultrasound ablation in vivo: a feasibility study in pig liver and kidney. NMR Biomed 24(2):145–153
24. Al-Bataineh O, Jenne J, Huber P (2012) Clinical and future applications of high intensity focused ultrasound in cancer. Cancer Treat Rev 38(5):346–353
25. Delongchamps NB, Rouanne M, Flam T, Beuvon F, Liberatore M, Zerbib M, Cornud F (2011) Multiparametric magnetic resonance imaging for the detection and localization of prostate cancer: combination of T2-weighted, dynamic contrast-enhanced and diffusion-weighted imaging. BJU Int 107(9):1411–1418
26. Kim YS, Trillaud H, Rhim H, Lim HK, Mali W, Voogt M, Barkhausen J, Eckey T, Kohler MO, Keserci B et al (2012) MR thermometry analysis of sonication accuracy and safety margin of volumetric MR imaging-guided high-intensity focused ultrasound ablation of symptomatic uterine fibroids. Radiology 265(2):627–637
27. Yuan J, Mei CS, Panych LP, McDannold NJ, Madore B (2012) Towards fast and accurate temperature mapping with proton resonance frequency-based MR thermometry. Quant Imaging Med Surg 2(1):21–32
28. Napoli A, Anzidei M, De Nunzio C, Cartocci G, Panebianco V, De Dominicis C, Catalano C, Petrucci F, Leonardo C (2012) Real-time magnetic resonance-guided high-intensity focused ultrasound focal therapy for localised prostate cancer: preliminary experience. Eur Urol 63(2): 395–398

索　引

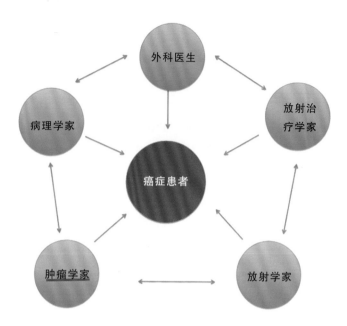

图 1.1

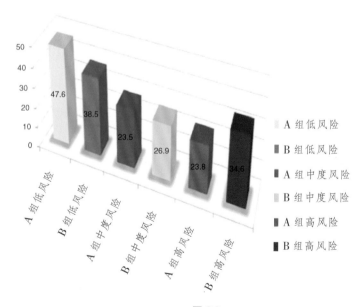

图 3.2

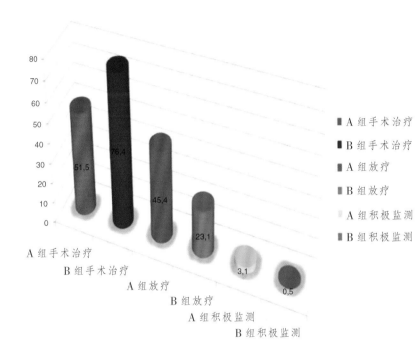

图 3.3

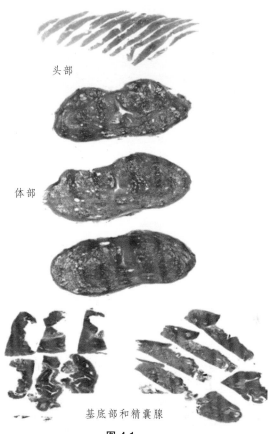

头部

体部

基底部和精囊腺

图 4.1

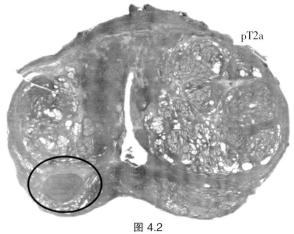

图 4.2

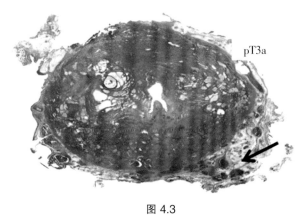

图 4.3

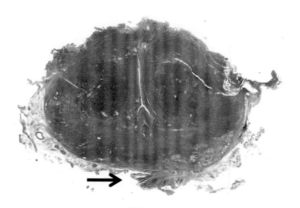

图 4.4

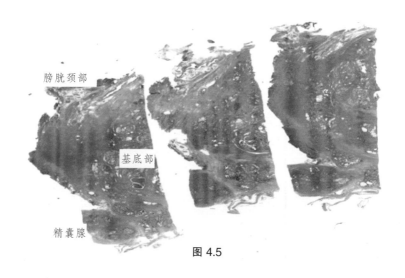

图 4.5

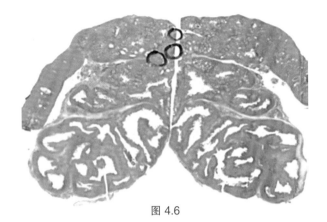

图 4.6

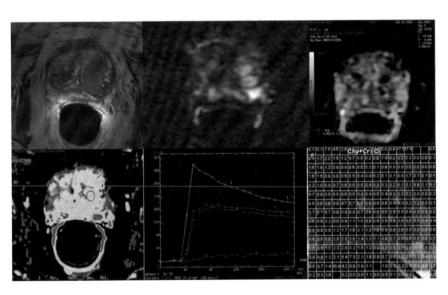

图 6.1

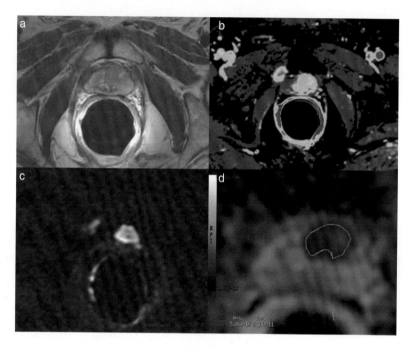

图 6.2

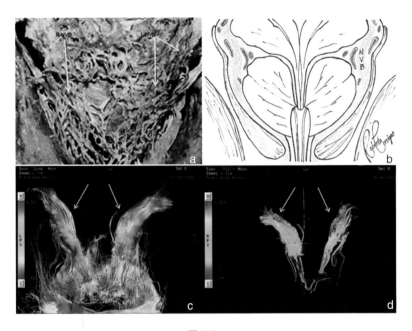

图 6.3

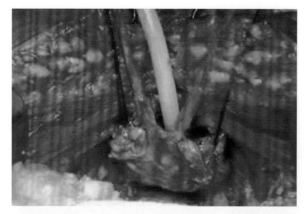

图 7.1

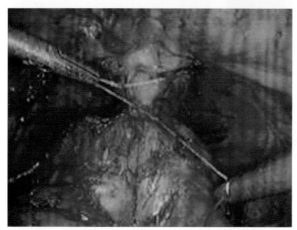

图 7.2

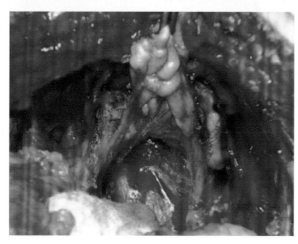

图 7.3

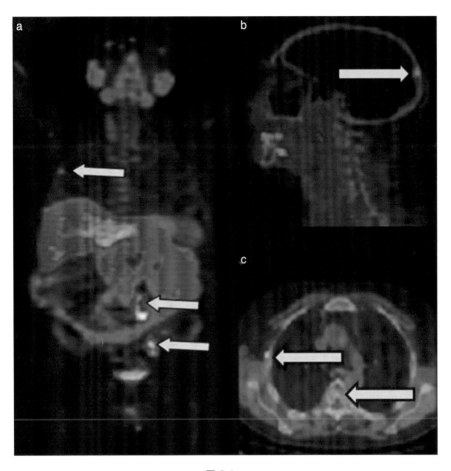

图 8.1

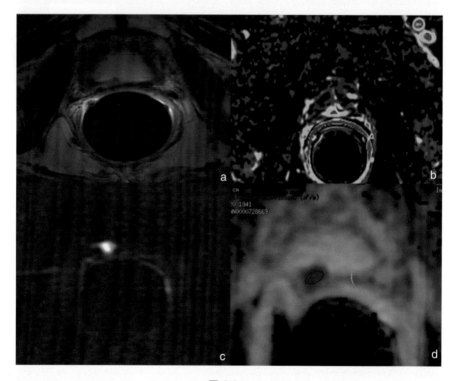

图 8.3

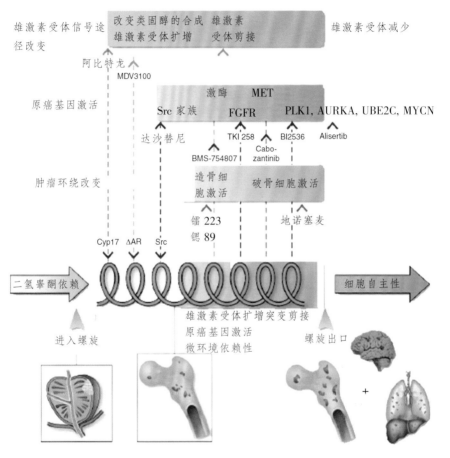

雄激素受体信号途径改变

改变类固醇的合成 雄激素
雄激素受体扩增 受体剪接

雄激素受体减少

阿比特龙
MDV3100

原癌基因激活

激酶 MET
Src 家族 FGFR PLK1, AURKA, UBE2C, MYCN

达沙替尼 TKI 258 BI2536 Alisertib
BMS-754807 Cabo-zantinib

肿瘤环绕改变

造骨细胞激活 破骨细胞激活

镭 223 地诺塞麦
锶 89

Cyp17 ΔAR Src

二氢睾酮依赖 细胞自主性

进入螺旋 雄激素受体扩增突变剪接
原癌基因激活
微环境依赖性

螺旋出口

+

图 10.1

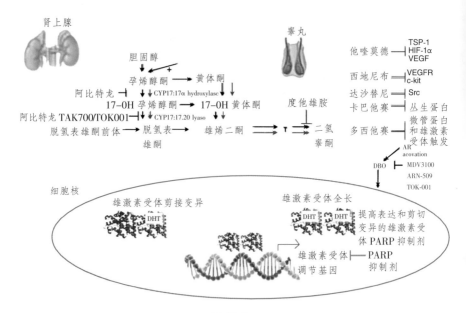

图 10.2

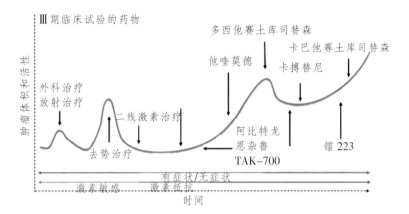

图 10.3

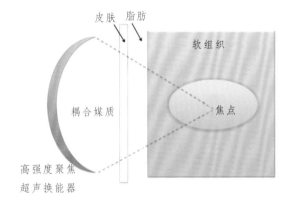

图 11.1

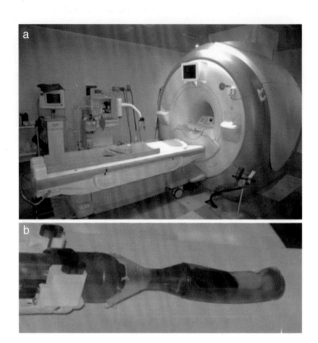

图 11.3